Bonne nuit !

Les secrets d'un sommeil profond et réparateur

REJOIGNEZ NOTRE COMMUNAUTÉ DE LECTEURS !

Inscrivez-vous à notre newsletter et recevez des informations sur nos parutions, nos événements, nos jeux-concours… et des cadeaux !
Rendez-vous ici : **bit.ly/newsletterleduc**

Retrouvez-nous sur notre site **www.editionsleduc.com** et sur les réseaux sociaux.

Leduc s'engage pour une fabrication écoresponsable !
« Des livres pour mieux vivre », c'est la devise de notre maison. Et vivre mieux, c'est vivre en impactant positivement le monde qui nous entoure ! C'est pourquoi nous avons fait le choix de l'écoresponsabilité. Un livre écoresponsable, c'est une impression respectueuse de l'environnement, un papier issu de forêts gérées durablement (papier FSC® ou PEFC), un nombre de kilomètres limité avant d'arriver dans vos mains (90 % de nos livres sont imprimés en Europe, et 40 % en France), un format optimisé pour éviter la gâche papier et un tirage ajusté pour minimiser le pilon !
Pour en savoir plus, rendez-vous sur notre site.

Édition : Maeva Perrin
Relecture : Maryline Tobal
Maquette et design de couverture : Emmanuelle Audebrand
Photographie de couverture : Nathalie Guyon
Photographies et illustration de l'intérieur : Adobe Stock

76, boulevard Pasteur
75015 Paris - France
ISBN : 979-10-285-3358-8

Bel & Bien

Stanislas Gusman
préface d'Ali Rebeihi

Bonne nuit !

Les secrets d'un sommeil profond et réparateur

LEDUC

Sommaire

Confessions d'un amoureux du sommeil

« Béni celui qui inventa le sommeil », écrivait Cervantès. Quoi de plus délectable que de se lover avec amour dans les bras de Morphée. Heureux les bienheureux qui s'endorment aussitôt allongés dans leur lit.

Pour votre serviteur, qui dort habituellement comme un loir, une mauvaise nuit est synonyme de bonne humeur en berne, de capacités intellectuelles proches du QI d'une asperge, de bafouillis à l'antenne et d'une fatigue physique qui dure deux ou trois jours, voire plus. La vingtaine joyeusement débitrice de sommeil n'étant plus qu'un lointain souvenir...

Qu'on se le dise : une bonne vie, ça commence par un bon repos. Hélas, nos nuits sont les grandes victimes de nos vies modernes. Quel drame quand on sait que le sommeil est une valeur refuge indispensable à notre bien-être ! Rassurez-vous, les experts que nous avons reçus avec Agathe Lecaron dans *Bel & Bien* ont le pouvoir de faire de vous des dormeurs professionnels. C'est ce savoir du sommeil indispensable à notre bien-être que nous mettons à votre disposition sous la plume de notre corédacteur en chef et chroniqueur Stan Gusman, qui, au fil de ces pages, va vous accompagner vers un repos réparateur. Promis, nous allons faire de vos nuits le meilleur moment de votre journée.

Ali Rebeihi

Le manque de sommeil, le mal du siècle !

Le marchand de sable s'est fait la malle.

Affirmons-le sans trembler, le manque de sommeil est le mal du siècle. Rendez-vous compte, en un demi-siècle, nous avons perdu 1 heure et 30 minutes de repos par nuit. Résultat, 73% des Français se disent fatigués, 37% d'entre eux souffrent de troubles du sommeil, on compte 20% d'insomniaques sur le territoire national et un tiers de nos concitoyens dort en dessous du seuil critique des 6 heures par nuit. Le sommeil est devenu un enjeu de santé publique majeur et l'un des grands défis de notre époque moderne.

Mais c'est tout sauf une fatalité ! En changeant nos modes de vie, nous pouvons supprimer cette dette de sommeil qui s'accumule. Et tout ça, au naturel, sans aucun somnifère.

Dans cet ouvrage, j'ai donc décidé d'en finir avec le « métro, boulot, insomnies, dodo ». Je vous révèle la routine idéale et les bons gestes à adopter pour s'endormir sans compter les moutons et profiter d'un bon sommeil réparateur. Et vous constaterez que préparer sa nuit, ça commence dès le réveil...

Pour vous guider tout droit dans les bras de Morphée et venir à la rescousse de vos nuits agitées : l'équipe de *Bel & Bien* que vous retrouvez tous les samedis matin sur France 2 avec Ali Rebeihi, Agathe Lecaron, André Manoukian, Elsa Wolinski et votre humble serviteur, Stan Gusman. En renfort, les meilleurs experts d'Europe de l'Ouest. Une escouade de spécialistes aguerris que nous avons eu la chance de croiser sur le plateau de l'émission. Nous allons vous restituer leurs paroles afin de vous donner les clés d'un sommeil de qualité. Parmi ces savants :

- le roi des psychiatres, le psychothérapeute Christophe André ;
- la neuropsychologue et directrice de recherche au CNRS, Sylvie Chokron ;
- la sophrologue et conférencière spécialiste du sommeil, Clémence Peix Lavallée ;
- le chercheur universitaire et grand spécialiste du sommeil, le professeur Pierre Philip ;
- le médecin urgentiste, Gérald Kierzek ;
- la designer d'intérieur et experte feng shui, Caroline Watelet ;
- les diététiciens-nutritionnistes, Raphaël Gruman et Flavie Gusman ;
- la phyto-aromathérapeute, Caroline Gayet ;
- le docteur spécialiste de l'hypnose, Adrian Chaboche ;
- l'enseignant-chercheur et musicothérapeute, Emmanuel Bigand ;
- la psychiatre engagée pour la santé mentale des femmes, Aurélia Schneider ;
- l'endocrinologue, le docteur Emmanuelle Lecornet-Sokol ;
- le directeur du département douleur au CHU de Montpellier, le docteur Patrick Giniès ;
- la directrice de l'unité des pathologies du sommeil de la Pitié-Salpêtrière, la professeure Isabelle Arnulf ;
- le chef de file de la lutte contre l'apnée du sommeil, le docteur Thierry Castera ;
- la directrice de recherche à l'Institut du cerveau, Célia Lacaux ;
- le psychanalyste spécialisé dans le langage des rêves, Tristan-Frédéric Moir.

Que du beau monde, n'est-ce pas? Grâce à ce savoir hors du commun que nous avons condensé, vous vous réveillerez en vous disant chaque matin : « Vivement ce soir qu'on se couche ! »

Au lit et au dodo en 2 secondes chrono pour être en pleine forme dès potron-minet : telle est notre promesse. Soyez les bienvenus au pays des rêves.

INTRODUCTION

Sacralisez vos besoins de sommeil

Militons pour un « Grenelle du sommeil »

Le psychiatre, grand sage devant l'Éternel et chroniqueur de *Bel & Bien,* Christophe André*, a milité à de nombreuses reprises sur le plateau de l'émission pour un « Grenelle du sommeil ».

Nous passons un tiers de notre vie à dormir et on s'y intéresse relativement peu. Aucun gouvernement n'a lancé un « grand plan de lutte contre les troubles du sommeil ». Pourtant, il y a urgence. À elle seule, l'insomnie coûte 31 milliards d'euros par an à la France. Pire, pour la première fois, les Français sont passés sous la barre des 7 heures de sommeil par jour, 6 heures et 45 minutes précisément. C'est peu, compte tenu des 7 à 9 heures dont nous avons besoin pour être en forme. Rendez-vous compte, nous sommes la seule espèce sur terre à nous priver volontairement de sommeil. En soi, l'enfance reste la seule période de notre vie où on nous laisse dormir en paix. Après ça, nous ne respectons plus nos réels besoins de repos. Quel drame !

À qui la faute ?

La faute à cette fausse croyance qui voudrait que dormir soit une perte de temps. Le détestable mythe du dormeur fainéant. Vous avez tous déjà entendu un jeune cadre dynamique pressé asséner

---

* Il a notamment participé à l'émission « En finir avec la fatigue, ré-apprenez à dormir. »

cette sentence : « Dormir, à quoi bon ? On a toute la mort pour se reposer. » C'est totalement absurde. Une idéologie qui s'est développée dans les années 90 aux États-Unis avec le fameux slogan « get rich or die trying », qu'on pourrait traduire par « deviens riche ou meurs en essayant de l'être ». Le plus grand pays capitaliste au monde a ainsi fait naître cette obsession pour la gestion du temps. Il fallait encourager les gens à moins dormir pour faire davantage de choses ou plusieurs choses à la fois. Une logique folle mais implacable. Quand vous dormez, vous ne produisez rien, vous n'achetez pas. C'est très ennuyeux les gens qui dorment, pour l'économie. En raccourcissant notre temps de sommeil, nous augmentons à la fois celui de la productivité et de la consommation. Un mantra délétère que les écrans ont servi. Désormais, même dans notre lit, nous consommons des films ou des séries. Encore une fois, nous le faisons au détriment de notre temps de sommeil.

Les dangers d'un manque de sommeil sur notre santé

C'est très précieux de dormir. Ce n'est pas juste du repos. Il faut comprendre que, quand on dort, beaucoup de mécanismes indispensables se régulent dans notre corps. En cas de carence, rien ne va plus. La preuve par quatre :

1. Le manque de sommeil perturbe le bon fonctionnement de notre glycémie. L'insuline ne remplit plus son rôle de régulateur. Le sucre n'est plus absorbé par les cellules, il reste dans notre sang. C'est l'apparition du diabète de type 2.

2. La fatigue dérègle la sécrétion des hormones de la faim, au premier rang desquelles la leptine, l'hormone de la satiété. Cela conduit à des prises de poids incontrôlées.

3. Le sommeil est indispensable au nettoyage de nos cellules. Il agit comme un camion poubelle qui élimine les déchets de notre corps

et de notre cerveau, à commencer par les protéines suspectées de participer au développement de la maladie d'Alzheimer.

4. De nombreuses études montrent que les perturbations du sommeil entraînent une baisse drastique des défenses immunitaires. Les gens qui dorment mal sont plus sujets aux infections, consomment plus d'antibiotiques et sont plus résistants aux effets des vaccins. Et la réciproque est vraie, quand nous sommes malades, nous avons davantage besoin de repos pour booster notre immunité et mieux lutter contre les virus.

La nuit porte « bel & bien » conseil

Vous l'avez sans doute constaté vous-même. Un sommeil perturbé entraîne des problèmes d'attention, de mémorisation, mais aussi des troubles de l'humeur. Si vous êtes de mauvais poil au réveil, questionnez-vous plutôt sur la qualité de votre repos, car ce n'est pas un mythe : la nuit porte conseil. Quand nous dormons, notre cerveau digère les émotions de la journée. Après une bonne nuit, on se réveille bon pied bon œil. À l'inverse, un sommeil de mauvaise qualité peut se solder par des troubles de l'humeur ou de l'anxiété. Un manque de repos chronique augmente les risques de dépression de plus de 60 %.

L'idée de cette démonstration n'est pas de vous culpabiliser, mais de vous faire prendre conscience de vos réels besoins de sommeil. Les honorer, c'est encore le meilleur moyen de vivre plus longtemps, en meilleure santé… Le sourire en plus.

1

COMPRENDRE LE SOMMEIL POUR EN FAIRE SON ALLIÉ

Le cerveau du dormeur, une symphonie neuronale

Nous passons un tiers de notre vie à dormir et pourtant on a préféré sonder les mystères de l'espace à coup de milliards de dollars d'investissement plutôt que d'essayer de comprendre ce qu'il se passe dans notre tête lorsque nous dormons. Absurde non ? Aujourd'hui les neurosciences s'emparent de ce sujet mystérieux avec un objectif : comprendre le sommeil pour mieux dormir. Un champ de recherche passionnant qui nous apprend que c'est à 10 heures du matin que notre vigilance est la meilleure, que notre température corporelle chute à 4 heures 30 pour nous plonger dans un sommeil profond, que notre organisme est une pendule parfaitement réglée faite de 24 heures de veille et de repos, que les heures de sommeil comptent double avant minuit, qu'il existe bel et bien des petits et des gros dormeurs, que chacun dispose de sa propre carte d'identité du sommeil, que nos besoins évoluent au fil du temps, que le sommeil humain est unique et qu'il prend l'apparence d'un train fait de plusieurs wagons... Nous allons vous présenter toutes ces découvertes passionnantes sur le cerveau qui vont vous permettre de comprendre comment fonctionne une bonne nuit de sommeil (chapitre 1) et d'identifier quel type de dormeur vous êtes (chapitre 2).

CHAPITRE

L'importance du cycle circadien sur notre sommeil

Nous disposons tous d'une horloge biologique interne qui rythme nos vies et nos phases de repos et d'éveil. Son nom : le cycle circadien. Un mécanisme enraciné dans nos cellules qui régule toutes nos fonctions vitales. Comprendre et respecter ce cycle naturel est crucial pour notre sommeil, notre bien-être et notre santé.

Le cycle « veille/sommeil »

Si vous vous réveillez chaque jour sans réveil et à la même heure, c'est normal. Quand tout va bien, notre corps est une véritable montre suisse parfaitement réglée. Mais réglée sur quoi au juste ? Sur ce qu'on appelle le cycle circadien. Un processus biologique d'environ 24 heures qui régule la quasi-totalité de nos fonctions métaboliques et qui dicte notre cycle « veille/sommeil ». C'est ce cycle circadien qui rythme nos journées et décide de nos phases de repos et d'éveil.

Deux heures avant votre réveil, quand la lumière du jour pointe le bout de son nez, votre horloge interne va commencer à produire du cortisol, l'hormone de l'éveil. C'est grâce à elle que vous allez pouvoir vous tirer du lit. Entre 6 heures et 8 heures, la sécrétion de cortisol est à son pic. À cette heure-là, nul besoin d'un double expresso pour vous mettre en mouvement. Ce niveau de cortisol va progressivement baisser tout au long de la journée, à mesure que la lumière du jour diminue, pour laisser la mélatonine prendre le relais. Cette hormone du repos va se diffuser progressivement dès 18 heures pour atteindre son acmé entre 2 heures et 4 heures du matin. C'est la mélatonine qui vous permet de vous endormir sereinement et de vous reposer jusqu'au lever du jour avant la reprise de la sécrétion de cortisol… Et ainsi de suite. Un rythme biologique interne de 24 heures inscrit dans chacune de nos cellules, comme l'ont prouvé les travaux des trois lauréats du Prix Nobel de médecine 2017, Jeffrey C. Hall, Michaël Rosbash et Michaël W. Young. La moindre de nos molécules réagit aux effets de la lumière naturelle. Hélas, cette pendule qui gouverne nos vies pour le meilleur a parfois tendance à se dérégler sous l'effet d'un stress chronique, d'une alimentation déséquilibrée ou de nos mauvaises habitudes de vie. Amis insomniaques, rassurez-vous, nous allons vous donner nos solutions « santé et bien-être » pour que vos nuits soient aussi douces que vos journées.

COCORICO : LA DÉCOUVERTE DU CYCLE CIRCADIEN EST FRANÇAISE

La découverte d'un cycle circadien qui gouverne nos phases de veille et de sommeil est le fruit d'un jeune géologue français de 23 ans au moment des faits. Son nom : Michel Siffre. Nous sommes en 1962. Il dirige une expérience hors du commun. Son objectif : démontrer qu'il existe une horloge interne à l'être humain imposant à l'organisme un rythme de 24 heures fait de phases de repos et d'éveil. Pour prouver au monde entier que notre organisme est ainsi réglé, quelles qu'en soient les conditions, ce pionnier des expériences de confinement décide de se couper de tout repère temporel, de tout cycle jour/nuit. Il plonge alors 100 mètres sous terre, au fin fond d'une grotte, le gouffre de Tarascon dans les Alpes, pendant une période de deux mois. Deux longs mois au cours desquels il ne reverra plus la lumière du jour. Il n'a ni montre ni calendrier, juste un téléphone le reliant à la surface afin d'informer les scientifiques qui le suivent de ses heures d'éveil, de repos et d'alimentation, données nécessaires aux conclusions de son expérience. Un test extrême avec 98 % d'humidité et 3 °C à l'intérieur de la grotte en ces mois estivaux. Au bout de quelques jours à peine, Michel Siffre perd peu à peu la notion du temps. Ses cycles de sommeil se décalent de 30 minutes chaque jour par rapport à ceux de la surface. Il finit par prendre son petit déjeuner à 19 heures et par se coucher à midi. Certes, son horloge biologique se dérègle, mais elle obéit encore et toujours à un cycle de 24 heures qui alterne les phases d'éveil et de sommeil.

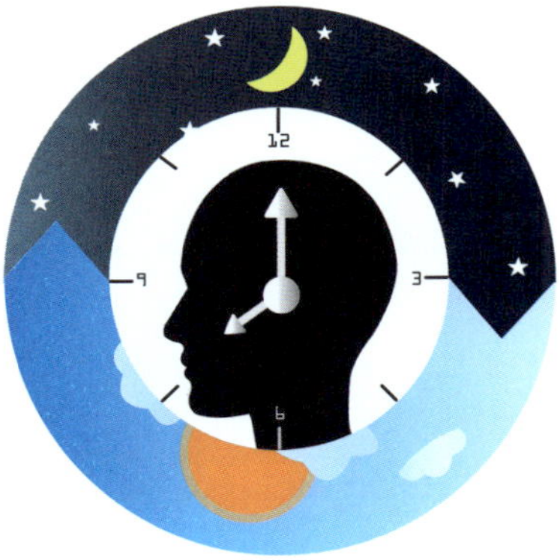

Le projet a donc porté ses fruits. Michel Siffre en ressort exténué. Pour lui, le temps s'est dilaté. En ce 14 septembre, il pense être à la date du 20 août. Mais l'essentiel est ailleurs. Il a démontré que, même en dehors de tout repère temporel, nous disposons bien d'une horloge biologique interne. Ses temps de veille et de repos cumulés correspondent aux cycles naturels d'une journée terrestre qui suit le rythme du jour et de la nuit. Grâce à lui, la réalité d'un cycle circadien qui rythme la vie des humains est donc prouvée. Alors, on dit merci qui ? Merci, Michel.

Le train du sommeil, attention au départ

Le train du sommeil est une métaphore poétique utilisée pour décrire le processus naturel du sommeil. Comme un train qui parcourt différentes gares, notre repos passe par plusieurs étapes, allant de l'endormissement léger aux profondeurs du sommeil réparateur, en traversant les cycles du sommeil paradoxal où les rêves prennent vie. C'est ce voyage nocturne essentiel à notre santé que nous allons maintenant entamer.

EMBARQUEMENT IMMÉDIAT

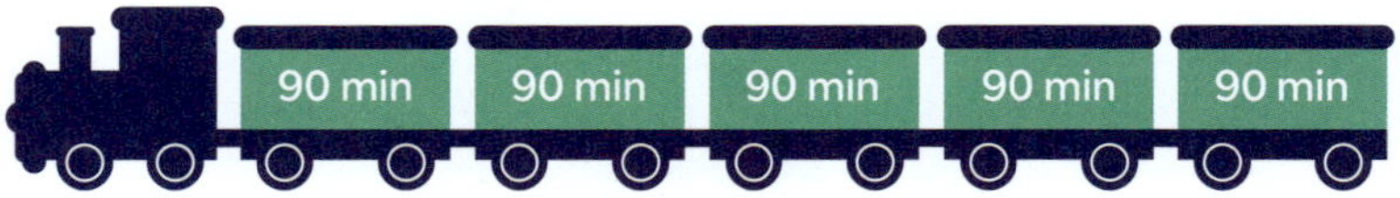

À quoi ressemble une bonne nuit de sommeil? Pour l'illustrer, on a coutume de prendre l'exemple d'un train. Un train de plusieurs wagons qui correspondent chacun à un cycle de sommeil de 90 minutes. Au cours d'une seule et même nuit, il faudrait idéalement embarquer à bord de cinq wagons, entendez cinq cycles qui s'enchaînent pour un sommeil réparateur moyen de 7 heures et 30 minutes. Chacun de ces cycles, d'une durée égale de 90 minutes, se décompose en quatre phases bien différentes.

LES DIFFÉRENTES PHASES DU CYCLE DU SOMMEIL

Première phase, l'endormissement :
Une période rapide de transition entre l'éveil et le sommeil. À ce stade, on somnole, on entend et on comprend encore les conversations autour de soi.

Deuxième phase, le sommeil léger :
Durant lequel le corps se repose, le cerveau pas totalement. On entend les sons, mais on ne cherche plus à les comprendre. On est comme sur un nuage et on commence tranquillement à reprendre des forces.

Troisième phase, la plus longue et la plus importante, le sommeil profond :
À ce stade, plus de son, plus d'images. On est complètement coupé du monde extérieur. C'est le vrai moment de récupération. Le corps tourne au ralenti, les défenses immunitaires se renforcent et les cellules se régénèrent.

Enfin vient la quatrième phase, le sommeil paradoxal :
C'est au cours de ce stade que l'activité cérébrale s'intensifie. Le cerveau est dans un état proche de l'éveil, mais le corps est inerte. C'est à ce moment-là qu'on rêve.

Et que se passe-t-il à chaque fin de chaque cycle? Une phase de micro-réveil a lieu. Rassurez-vous, nous ne la sentons même pas passer, le train du sommeil nous rattrape automatiquement et nous replonge dans un nouveau cycle. Et ainsi de suite jusqu'au petit matin.

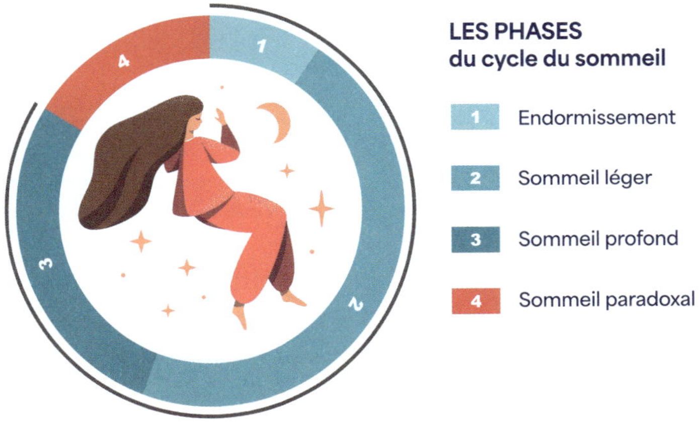

LES HEURES DE SOMMEIL COMPTENT DOUBLE AVANT MINUIT

Si les différents cycles du sommeil restent identiques en durée au cours de la nuit, les quatre phases qui les constituent évoluent. Lors des deux premiers cycles de sommeil, la phase de récupération du sommeil lent et profond est longue, quand celle du sommeil paradoxal est courte. Un rapport qui s'inverse progressivement. Plus le matin approche, plus la phase de sommeil profond se réduit en durée alors que celle du sommeil paradoxal, qui nous met dans un état proche de l'éveil, s'allonge. Ceci explique pourquoi c'est à ce stade avancé de la nuit que nous nous souvenons le plus de nos rêves et que le moindre bruit peut nous réveiller.

Fort de cette démonstration, une conclusion s'impose. Ne surtout pas négliger les deux premiers cycles de sommeil qui sont primordiaux pour la récupération. Le sommeil réparateur se joue dans les premiers cycles de la nuit. Si vous loupez le départ du train, les heures de sommeil profond sont quasi inexistantes, et votre repos sera moins réparateur. Quand nos grands-mères disaient que les heures de sommeil comptaient double avant minuit, elles avaient raison.

Le sommeil humain, une exception dans le règne animal

Toutes les espèces du règne animal ont un sommeil polyphasique, c'est-à-dire que leur temps de repos est réparti en plusieurs étapes au cours de la journée qu'il fasse jour ou nuit. Toutes les espèces ? Non ! Les êtres humains ont un sommeil monophasique. Quand tout va bien, nous dormons d'une seule et même traite, exception faite du délicieux plaisir de la sieste. Mais alors, pourquoi ne fait-on rien comme tout le monde ?

L'ÉVOLUTION DE NOTRE SOMMEIL À TRAVERS L'HISTOIRE

Le sommeil morcelé est un mécanisme instinctif de vigilance qui permet aux animaux de se prémunir du danger qui rôde en milieu naturel. Quand on dort, on se rend vulnérable. On ne peut pas se protéger des prédateurs. Pour leur survie, toutes les espèces ont opté pour un sommeil polyphasique. Nos ancêtres chasseurs-cueilleurs en faisaient de même. Nous avons hérité de cette époque la phase de micro-réveil que nous connaissons à chaque fin de cycle de sommeil. Aujourd'hui, nous avons chassé les loups de nos campagnes, nous avons un toit au-dessus de nos têtes et même des alarmes de télésurveillance. Ce dispositif d'alerte est devenu caduc et nous nous sommes dirigés progressivement vers un sommeil monophasique bien plus récupérateur. Nous avons déprogrammé notre cerveau reptilien pour éviter les réveils nocturnes.

Ce sommeil d'une traite est d'ailleurs relativement récent au regard de l'histoire de l'humanité. Les historiens relatent qu'en matière de repos, jusqu'au XIXe siècle, la nuit normale consistait à se coucher avec le soleil pour se réveiller une première fois vers minuit pour prier, manger ou faire l'amour, avant d'attaquer la seconde mi-temps de sa nuit et de se réveiller avec le chant du coq.

CHAPITRE

Identifiez vos réels besoins de sommeil

Nous ne sommes pas tous égaux face au sommeil. 80 % des adultes âgés de 18 à 64 ans ont besoin de 7 à 9 heures de repos par nuit. Ils sont 10 % de petits dormeurs à se contenter de 6 à 7 heures de sommeil quotidien. Les gros dormeurs constituent les 10% restants et ont besoin de roupiller 8 à 9 heures par nuit pour être en forme. Cette durée de sommeil varie d'une personne à l'autre en fonction de sa personnalité du sommeil ou de son mode de vie. Démêlons ensemble le vrai du faux sur nos réels besoins de repos. Attention aux idées reçues !

Petit ou gros dormeur, l'influence de la génétique

Ce n'est pas un mythe, la génétique détermine nos besoins de repos. Une équipe californienne a décelé, chez les petits dormeurs, la présence d'une mutation dans un gène baptisé BHLHE41. Cette mutation permet non seulement de se satisfaire de 5 à 6 petites heures de repos nocturne, mais aussi de récupérer plus facilement après une nuit blanche.

Ces personnes sont donc de véritables « X-men » qui sont bien plus résistants que les autres au manque de sommeil. Attention ! Beaucoup de gens se targuent à tort d'être de petits dormeurs. Il convient de bien faire la différence entre un vrai petit dormeur, qui a des prédispositions génétiques, et quelqu'un qui dort peu en raison de ses mauvaises habitudes ou de son mode de vie. Le premier aura de courtes nuits, le week-end comme en semaine, tandis que le second aura tendance à récupérer le samedi et le dimanche quand la dette de sommeil due aux nuits écourtées sera devenue trop importante.

Quid des gros dormeurs ? Là aussi, la réponse est génétique. D'après des chercheurs de l'université de Munich, la mutation d'un gène nommé ABCC9 serait responsable de l'allongement de leurs besoins de sommeil.

Précision : on ne devient pas un gros ou un petit dormeur ; on naît avec ces prédispositions génétiques. Si du jour au lendemain, vos besoins de sommeil passent sous la barre des 6 heures ou dépassent celle des 9 heures, cela est caractéristique d'un trouble du sommeil et il faut consulter. À bon entendeur.

L'influence de l'âge sur notre temps de sommeil

On dit que les ados sont des fainéants qui passent leur vie à dormir et que les seniors sont des insomniaques notoires qui se lèvent à 4 heures du matin pour promener leur chien.
Mais qu'en est-il vraiment ? Une chose est sûre, nos besoins évoluent avec le temps.

ON DISTINGUE PLUSIEURS TRANCHES DE VIE

Les nourrissons de 0 à 11 mois

Ils ont besoin de 12 à 17 heures de sommeil par jour pour se développer. Leur temps de repos est fait de plusieurs phases de veille réparties sur 24 heures en raison de la nécessité qu'ils ont de se nourrir fréquemment.

Les tout-petits de 1 à 5 ans

Ils ont besoin de 10 à 14 heures de sommeil sur la journée pour soutenir leur développement physique et cognitif. Oui, dormir fait grandir. C'est lors des phases de repos que les hormones de croissance sont sécrétées. Heureusement pour les parents, c'est au cours de cette période que les tout-petits commencent (enfin) à avoir un rythme circadien stable avec des nuits plus longues et des siestes régulières.

Les enfants de 3 à 13 ans

Ils ont besoin de 9 à 13 heures de sommeil quotidiennement. À cet âge-là, la sieste disparaît petit à petit et la majorité du temps de repos a lieu pendant la nuit. La durée du dodo reste considérable, car le sommeil est crucial pour la croissance et l'apprentissage. C'est en dormant que les petits digèrent et intègrent les nombreuses choses qu'ils ont apprises pendant la journée. C'est essentiel, car, à cet âge, chaque journée est une découverte. Il faut donc être le garant du sommeil des enfants pour leur bon développement.

Les ados de 14 à 17 ans

Ils ont besoin de 8 à 10 heures de sommeil par jour. À cet âge ingrat, ils connaissent une période de bouleversement hormonal. C'est épuisant pour le corps. Voilà pourquoi les adolescents ont des besoins de sommeil plus grands que les adultes. Si votre teenager se couche tard et se lève tard, s'il fait des nuits de 9 heures, c'est normal. Ça ne fait pas de lui une feignasse qui ne fera rien de sa vie. Il faut juste que la puberté se fasse.

Les adultes de 18 à 64 ans

Ils ont besoin de 7 à 9 heures de sommeil par jour. Au cours de cette période, le cycle circadien est installé. Les adultes bénéficient d'un bon sommeil réparateur qui les maintient en forme. C'est la période la plus stable de la vie en matière de repos, même si les choses se corsent pour les femmes à partir de la ménopause. Maudites hormones ! Nous aurons l'occasion d'en reparler (voir page 135).

Les personnes de plus de 65 ans

Ils ont besoin de 7 à 8 heures de sommeil par jour, mais peu d'entre elles y parviennent. C'est de notoriété publique que les seniors dorment moins bien que les adultes. Cela est dû à un facteur physiologique. La production de mélatonine, l'hormone du sommeil, diminue avec le temps, ce qui rend plus difficile l'endormissement et le maintien d'un sommeil lent et profond indispensable à de bonnes nuits de sommeil récupératrices. Conséquence, les seniors vont être plus enclins aux réveils nocturnes. À cause de ces éveils plus fréquents, ils vont avoir tendance à fractionner leur sommeil. Ils vont piquer du nez devant leur télé juste avant l'heure du coucher, siester sur le canapé en faisant des mots fléchés, se lever tôt pour petit-déjeuner avant de retourner faire un somme. Ils prennent de mauvaises habitudes qui dérèglent encore un peu plus leur horloge interne. Plus que jamais, en vieillissant, il faut s'astreindre à une routine de sommeil et avoir des heures de repos régulières. Qui plus est si vous souffrez de pathologies chroniques, comme l'arthrite, les troubles respiratoires ou les maladies cardiaques, qui perturbent la qualité de votre sommeil profond. Attention aussi aux effets secondaires de certains médicaments couramment utilisés avec l'arrivée du grand âge, comme les diurétiques et les bêtabloquants qui altèrent notre repos.

Couche-tôt ou lève-tard, quel type de dormeur êtes-vous ?

Vous êtes plutôt du soir ou du matin ? Si certaines personnes ont tendance à se lever tôt et d'autres à se coucher tard : tout est inscrit dans nos gènes. Nous avons tous notre propre carte d'identité du sommeil. En langage scientifique, on parle du chronotype, c'est-à-dire la manifestation de notre propre cycle circadien qui définit nos préférences sur les heures du lever et du coucher.

CONNAÎTRE SA CARTE D'IDENTITÉ DU SOMMEIL

Le psychologue clinicien américain et spécialiste du sommeil, Michael Breus, a travaillé sur la chronobiologie, et définit ainsi quatre chronotypes au sein de la population. Des personnalités du sommeil auxquelles il a donné des noms d'animaux assez amusants pour les incarner : les ours, les lions, les loups et les dauphins. Je suis sûr que vous allez vous reconnaître dans l'un d'entre eux.

OURS, LOUP, LION, DAUPHIN : LES DIFFÉRENTS CHRONOTYPES

Les ours

Les ours représentent 50 % de la population. Ces dormeurs suivent le rythme du soleil. Ils se lèvent et se couchent avec lui. Ils sont productifs dans la matinée et connaissent une baisse d'activité pendant l'après-midi. Ils ont besoin en moyenne de 8 heures de sommeil par jour et, quand ils se mettent au lit, ils dorment à poings fermés. Les experts du sommeil recommandent aux ours de se réveiller aux alentours de 7 heures du matin et d'aller se coucher avant 23 heures. Cette population correspond le plus aux codes sociétaux du métro, boulot, dodo. Elle dort au rythme de l'ensoleillement : un peu moins en été et un peu plus en hiver.

Les lions

Debout à 5 h 30, ce sont les lève-tôt. Les lions sont plus alertes le matin. Pour eux, le lever est une partie de plaisir. Aller au boulot de bonne heure, ça ne leur fait pas peur, mais les lions ont tendance à accuser le coup dans l'après-midi. Le soir arrivé, une soupe et au lit. Ils représentent 20 % de la population. Ce sont souvent des sportifs matinaux et des acharnés de travail à tendance workaholic.

Les loups

Ils se réveillent plus tard que les autres, aux alentours de 9 h 30. Au boulot, ils sont productifs entre midi et deux, en fin de journée et pendant la soirée. Le matin, très peu pour eux. Ce sont des couche-tard. La nuit est leur amie, ce qui en faisait, il y a des milliers d'années, de très bons veilleurs de feu, assurant la sécurité de leurs compagnons quand ils dormaient. Une fois qu'ils sont au lit, les loups plongent dans un sommeil imperturbable. Ils représentent 20 % de la population et, parmi eux, on compte un grand nombre de personnalités hypersensibles et d'artistes.

Les dauphins

C'est le chronotype le moins courant qui concerne 10 % des Français. À l'image de leur animal totem, ce sont de petits dormeurs au sommeil léger et agité. Ils dorment avec la moitié de leur cerveau au repos et l'autre en éveil. Ils sont en permanence en alerte et donc sujets aux insomnies et aux réveils nocturnes aux moindres bruits. Les dauphins sont productifs en début et en fin de journée. En revanche, un gros coup de barre est annoncé dans l'après-midi. Ce type de personnalité du sommeil a une propension à l'anxiété plus grande que la moyenne.

MORALE DE L'HISTOIRE

N'en déplaise à Sarkozy, l'avenir n'appartient pas forcément à ceux qui se lèvent tôt. Je préciserai qu'il appartient aux lions qui se lèvent tôt. Leur chronotype convient parfaitement à ce mode de vie matinal. Il en va de même pour le « miracle morning », cette méthode de développement personnel conçue par l'américain Hal Elrod, qui consiste à se lever 1 à 2 heures avant l'horaire habituel, dans le but d'accomplir une série d'activités bien-être comme le jogging, le yoga, ou la méditation. Je défie n'importe quel chronotype loup de tenter cette expérience. Le « miracle morning », c'est uniquement pour les lève-tôt. Pour les autres, rien ne sert de se faire violence et de stresser son organisme avec un programme et des heures d'éveil qui ne leur conviennent pas.

Précisons que rien n'est figé. Vous pouvez changer de chronotype avec l'âge, un changement de mode de vie ou à la suite d'un choc émotionnel.

Vous l'avez compris, il est primordial de connaître sa carte d'identité du sommeil pour vivre mieux, maximiser son efficacité et anticiper ses coups de barre. Et pour cela, pas besoin d'aller en préfecture. Un simple test suffit.

Le test de *Bel & Bien* : découvrez votre chronotype !

Ce test vous aidera à déterminer votre chronotype, c'est-à-dire votre tendance naturelle à dormir et à être actif à différents moments de la journée. Ours, lion, loup ou dauphin, découvrez votre personnalité du sommeil en répondant aux questions suivantes. Une fois que vous connaîtrez votre profil et votre animal totem, vous pourrez alors ajuster votre emploi du temps à votre nature pour maximiser votre énergie et votre bien-être au quotidien !

QUESTION 1

Quel est votre moment préféré pour être actif ou productif ?

a) En matinée, dès le lever du soleil.
b) En fin de matinée ou début d'après-midi.
c) En soirée ou tard dans la nuit.
d) Ça dépend, je n'ai pas de moment fixe.

QUESTION 2

Comment vous sentez-vous au réveil, sans réveille-matin ?

a) Plein d'énergie et prêt à démarrer la journée.
b) Plutôt bien, mais pas immédiatement.
c) Très fatigué, j'ai des difficultés à me lever tôt.
d) Souvent groggy, même après plusieurs heures de sommeil.

QUESTION 3

Quand aimez-vous vous coucher ?

a) Très tôt, généralement avant 22 heures.
b) Assez tôt, mais sans horaire strict.
c) Tard, souvent après minuit.
d) Cela varie, parfois tôt, parfois tard.

QUESTION 4

Comment décririez-vous votre sommeil ?

a) Long et profond, je dors comme une pierre.
b) Suffisant et assez régulier.
c) Court et souvent irrégulier, j'aime veiller tard.
d) Léger et souvent perturbé, je me réveille plusieurs fois.

QUESTION 5

Comment réagissez-vous à un emploi du temps chargé ?

a) J'organise tout tôt pour éviter d'être débordé.
b) Je gère bien, mais j'aime des pauses régulières.
c) Je procrastine et travaille mieux sous pression le soir.
d) Je peine à suivre un rythme stable.

QUESTION 6

Quelle est votre relation avec les siestes ?

a) Inexistante, je n'en ressens pas le besoin.
b) Épisodique, pour recharger brièvement les batteries.
c) Fusionnelle, j'adore les siestes l'après-midi.
d) Complexe, j'aimerais en faire mais je dors rarement facilement.

RÉSULTATS : DÉCOUVREZ VOTRE CHRONOTYPE

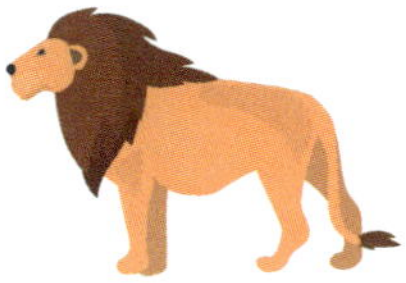

Majorité de réponses A : lion

Les lions sont des lève-tôt, les plus actifs le matin. Vous êtes organisé, énergique dès l'aube, mais avez tendance à fatiguer en soirée.

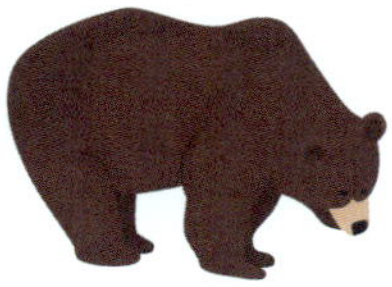

Majorité de réponses B : ours

Les ours suivent le rythme naturel du soleil. Vous êtes productif en milieu de journée et votre sommeil est généralement équilibré.

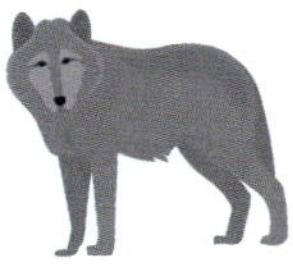

Majorité de réponses C : loup

Les loups sont des noctambules et des couche-tard. Vous êtes plus créatif et concentré le soir, mais vous n'êtes pas au meilleur de votre forme le matin. Pour vous, la sonnerie du réveil est une torture.

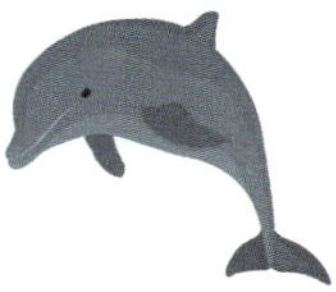

Majorité de réponses D : dauphin

Les dauphins dorment peu ou mal. Vous êtes souvent perfectionniste et sensible au stress, avec un sommeil léger et irrégulier.

2

LES AMIS
DU SOMMEIL

Le sommeil et ses alliés

Le sommeil est quelque chose de précieux et de fragile à la fois. Un rien peut le perturber. Il faut bien comprendre que, dans notre cerveau, deux systèmes s'affrontent. Un système d'éveil qui est prépondérant. Hyperexcitable, il nous met en mode « survie » à la moindre contrariété et nous maintient éveillés. À l'inverse, nous disposons d'un petit système de sommeil, beaucoup plus sensible, mais il peut compter sur le soutien de nombreux amis qui vont le protéger.

Pour cajoler son sommeil, il faut soigner son temps d'éveil (chapitre 3), allier la régularité à son heure de lever (chapitre 4), respecter la bonne routine au moment du coucher en repensant sa chambre à coucher (chapitre 5), adopter les bonnes positions du sommeil (chapitre 6), changer son alimentation (chapitre 7) ou encore se laisser bercer par certaines musiques envoûtantes (chapitre 8).

En suivant ce protocole, dormir rime forcément avec plaisir. Et ça, ce n'est pas rien.

CHAPITRE

Soignez votre temps d'éveil

Savez-vous que votre sommeil se prépare pendant la journée ? Oui, la qualité de notre repos dépend essentiellement du jour. En optimisant nos moments d'éveil, nous nous assurons des nuits de qualité. C'est à travers ce prisme que nous vous invitons à repenser votre mode de vie !

Le professeur Pierre Philip*, chef du service universitaire de médecine du sommeil à Bordeaux, est l'un des plus grands spécialistes du sujet. Son analyse peut surprendre mais, pour lui, la durée de sommeil n'a aucune importance. Il s'en était expliqué sur le plateau de *Bel & Bien*.

---

* Pour en savoir plus sur les excellents travaux du non moins excellent professeur Pierre Philip, procurez-vous son livre *Réapprenez à dormir pour être en bonne santé* aux éditions Albin Michel.

Quand la nuit se prépare la journée

LA PRESSION HOMÉOSTATIQUE

La principale erreur qu'on commet, c'est de penser que le sommeil est uniquement dépendant de la nuit. Ce n'est pas le cas. On pense à l'envers. En réalité, le sommeil est prioritairement tributaire du jour et du temps que vous allez rester en éveil au cours de votre journée. On parle de pression homéostatique, entendez le nombre d'heures éveillées que vous cumulez dans la journée pour avoir cette pression de sommeil qui va faire que vous allez vous endormir comme un bébé en vous mettant au lit. La pression homéostatique, c'est ce besoin irrépressible de s'endormir, ce quota de pression qui vous tombe progressivement dessus pendant votre temps d'éveil et qui va ensuite vous tenir endormi toute la nuit.

SUS À LA SIESTE !

Il est conseillé aux personnes qui ont des troubles du sommeil de ne surtout pas faire de sieste. C'est une très mauvaise idée, car vous allez alléger votre pression de sommeil dans la journée et faire grimper significativement le risque de réveils nocturnes.

Bien sûr, il n'y a rien de mal à la sieste plaisir ou crapuleuse du dimanche après-midi. Si, une fois dans la semaine vous avez envie de relâcher la pression, faites-le. N'en abusez pas pour autant.

17 heures d'éveil sont nécessaires

L'impair commis par la plupart des insomniaques, c'est de vouloir à tout prix prendre du sommeil quand l'occasion se présente pour cumuler ces fameuses 7 à 8 heures de sommeil par jour. Il faut voir les choses différemment, changer de paradigme. Pour bien dormir, on se moque de la durée du sommeil. L'important est d'avoir un quota d'heures d'éveil suffisant. C'est ce temps d'éveil qui va rendre vos nuits meilleures. En moyenne, 17 heures de veille sont nécessaires pour bien dormir et avoir un sommeil de qualité.

L'équation est simple : si vous vous levez à 7 heures du matin, ne vous couchez pas avant 23 heures. Il vaut mieux se coucher tard, même trop tard, que trop tôt. En vous couchant à une heure tardive, vous allez être sous pression, approfondir votre sommeil et dormir jusqu'au petit matin sans réveil nocturne. On estime que 75 % des problèmes de sommeil actuels sont liés au non-respect de cette pression homéostatique. Les 25 % restants concernent l'hygiène de vie, l'alimentation, les écrans, etc.

Au lieu de prendre des médicaments pour dormir, commencez par rester éveillé 17 heures par jour avant d'aller vous coucher. La plupart du temps, les soucis de sommeil s'évanouissent comme par enchantement. Parole d'expert.

En journée, on se bouge !

C'est un fait, aujourd'hui, on bouge de moins en moins. La sédentarité de nos vies modernes nous cloue à domicile. On télétravaille, on passe du canapé du salon à la chaise de la salle à manger, on se fait livrer les courses à domicile. Les 10 000 pas par jour sont souvent un horizon inatteignable. Résultat, nos temps d'éveil sont de mauvaise qualité. Nous ne nous dépensons plus assez et notre pression de sommeil est trop faible quand nous nous mettons au lit. S'ensuivent des réveils nocturnes et des insomnies.

VA Y AVOIR DU SPORT

Il faut absolument réintégrer de l'activité physique au quotidien. Ne serait-ce que de la marche. On conseille de pratiquer des exercices d'aérobie et d'endurance, comme la course à pied, la natation ou le vélo. Ces activités qui se pratiquent sur la durée et qui font travailler les gros muscles de notre corps vont avoir un double effet vertueux. Elles vont leur permettre de consommer l'oxygène présent dans notre corps et nous procurer une bonne fatigue physique qui augmente notre pression homéostatique. Mais ce n'est pas tout. Ces efforts, qui s'inscrivent dans le temps, vont libérer progressivement et en dose significative des endorphines ou de la dopamine, les fameuses hormones antistress qui induisent un sentiment de bien-être propice à l'endormissement. Toutefois, si vous avez des difficultés à vous endormir, je vous recommande de ne jamais pratiquer de sport après 17 heures au risque que cela se retourne contre votre sommeil*.

---

* Nous aurons l'occasion de vous expliquer dans un prochain chapitre (voir page 65) pourquoi l'activité physique en fin de journée peut retarder votre endormissement.

CHAPITRE

Au lever, soyez régulier

Attardons-nous maintenant sur la cérémonie du lever. Ce rituel quotidien, qui marque notre entrée dans l'éveil, est l'un des secrets sous-estimés d'un sommeil réparateur. C'est cette routine matinale indispensable à notre repos que nous allons vous prescrire. Méfiez-vous des faux amis. Un seul mot d'ordre : la RÉ-GU-LA-RI-TÉ.

La conférencière, sophrologue et spécialiste du sommeil, Clémence Peix Lavallée*, est formelle, la règle d'or pour un sommeil de qualité est simple : des éveils qui se ressemblent. Elle s'en explique et dénonce les impairs commis au réveil. En bonus, elle nous livre son conseil pour des matins enchantés.

* Pour apprendre à dormir au naturel, retrouvez tous les conseils de Clémence Peix Lavallée dans son livre *Bien dormir sans médicaments* aux éditions Odile Jacob.

Les joies
du réveil naturel

On ne le dira jamais assez : il faut se lever tous les jours à heure fixe. Ce n'est pas simple, la tentation de prolonger la nuit est parfois irrésistible, mais se lever tous les jours à la même heure est primordial.

Ce qui vaut pour le lever, ne vaut pas pour le coucher. Votre vie sociale ou vos obligations peuvent vous amener à vous glisser dans vos draps plus tard que d'habitude. Rien de grave à cela, à condition de ne pas tomber dans l'excès. En revanche, l'heure du lever doit rester à peu de chose près la même tous les jours, quelle que soit l'heure à laquelle vous allez au lit. Quand bien même vous vous endormez tard le soir, ne décalez pas votre réveil. Certes, votre durée de sommeil sera plus courte, mais votre cycle circadien ne sera pas perturbé et, la nuit suivante, vous dormirez comme un bébé. Ainsi, vous préservez votre horloge interne, ce qui est indispensable pour un bon sommeil réparateur avec des temps d'endormissement records. Mieux, à force de régularité au moment de sortir du lit, vous pourrez même vous passer du tintamarre de votre alarme. Comme par magie, vous vous réveillerez tous les jours, à la même heure, aussi frais que le sont les acteurs d'une comédie romantique américaine. Il ne tient qu'à vous de découvrir les joies du réveil naturel...

Stop aux grasses matinées

L'idée selon laquelle la grasse matinée du week-end permettrait de rattraper la dette de sommeil accumulée pendant la semaine est erronée.

Des scientifiques de l'université d'Arizona ont démontré les effets négatifs de la grasse mat' sur notre santé avec une dégradation de l'humeur, une somnolence accrue et une augmentation des risques de maladies cardiaques. Plusieurs raisons à ce constat. Tout d'abord, les heures de sommeil supplémentaires arrivent en fin de repos, au moment où les phases du cycle du sommeil récupérateur lent et profond sont bien plus courtes. L'intérêt est donc limité du point de vue de la récupération. Mais le drame est ailleurs. Comme on l'a dit précédemment, notre horloge interne aime la régularité. En décalant notre réveil de plusieurs heures le samedi ou le dimanche matin, nous allons provoquer un très grand stress à notre organisme. On peut mesurer qu'une heure de sommeil en plus lors d'une grasse matinée va augmenter le risque de maladies cardiovasculaires de 11%. En fait, il faut concevoir la grasse matinée comme un « jet-lag social », comparable au décalage horaire qu'on éprouve à la suite d'un long voyage en avion. Après un Paris-New York, vous conviendrez qu'on est rarement en forme et qu'on retrouve difficilement le sommeil les nuits suivantes. Encore une fois, c'est la régularité qui prime au réveil.

Le *snooze** : la mauvaise idée

On a tous déjà appuyé sur le bouton *snooze* de notre réveil pour lui dire de nous laisser en paix et profiter ainsi de quelques minutes en rab de repos.

On snooze une fois, deux fois, puis trois avant d'accepter l'inévitable réveil. Certains prennent même du plaisir à se réveiller plus tôt pour roupiller encore un peu et se réveiller à nouveau. Disons-le, *snoozer* est une très mauvaise idée si vous voulez vous lever du bon pied. Chaque fois que nous allons nous rendormir après avoir appuyé sur le bouton *snooze*, la sonnerie suivante va déclencher une nouvelle vague de cortisol, la fameuse hormone de l'éveil qui nous tire du lit. Mais vous n'êtes pas sans savoir que c'est aussi celle du stress. Imaginez donc le nombre de signaux d'alerte que vous envoyez à votre cerveau et à votre pauvre petit cœur lorsque vous entendez à cinq reprises le bruit anxiogène de ce maudit réveil. La caféine que vous allez ingurgiter lors du petit déjeuner ne va rien arranger à votre état d'anxiété. Évitez de stresser votre corps inutilement au saut du lit avec la torture du *snooze* et réveillez-vous du premier coup !

---

* *Snooze*, littéralement « roupillon » en français, est une fonction disponible sur le réveil de nos smartphones, qui permet de programmer une nouvelle alarme 5 ou 10 minutes après la première, afin de profiter de quelques minutes de repos supplémentaires.

On ne se réveille pas, on s'éveille

Si snoozer est déconseillé au lever, il est important de prendre le temps d'accueillir cette nouvelle journée. Beaucoup de gens sautent du lit au réveil et ont ce sentiment de devoir s'arracher de leurs draps le matin. Arrêtez de vouloir vous réveiller et apprenez à vous éveiller. Si vous apprenez simplement à revenir à votre état de conscience en faisant quelques respirations profondes, en remettant votre corps en mouvement plutôt que de vous brutaliser au démarrage, votre éveil sera totalement différent et votre journée sera bien meilleure. Vous serez moins fatigué par un quotidien qui peut vous peser immédiatement dès le début de la journée.

ÉTIREZ-VOUS !

Pour un (r)éveil en douceur, un rituel est indispensable à votre bien-être. Étirez-vous. Quelle que soit votre humeur du matin, faites-le. Votre corps tout entier vous remerciera à bien des égards. Les étirements détendent vos muscles engourdis pour un sentiment de relaxation tout en oxygénant votre cerveau pour un effet énergisant. Ne négligez pas ce plaisir matinal que nos amis les bêtes s'octroient instinctivement. Surtout qu'un rien suffit. En 5 minutes d'exercice dans son lit, c'est toute la machine qui se remet en marche. Ainsi, vous gagnez en souplesse de corps et d'esprit en relançant votre circulation sanguine. Le mieux, c'est de doubler les effets bien-être des étirements en les accompagnant d'un bâillement qui va mettre votre cerveau encore un peu plus en éveil.

Au réveil, on s'étire « tout doucement ». Quand vous ouvrez les yeux, restez d'abord sous la couverture et respirez lentement. Les bras à l'horizontale et les jambes tendues. Vous pouvez ensuite étirer vos membres, comme si vous vouliez pousser tout ce qui vous entoure avec vos mains et vos pieds. Toujours allongé dans votre lit, le dos bien à plat, ramenez maintenant vos genoux pliés vers votre poitrine et balancez-les de gauche à droite. Remontez ensuite vos épaules au niveau des oreilles et faites de petits cercles avec. Désormais, il est temps de vous lever. Assis sur votre lit, le dos bien droit, penchez la tête de la gauche vers la droite, de l'avant vers l'arrière. Pour finir, sortez de votre lit. Debout, les pieds légèrement écartés, levez les bras au ciel et joignez vos deux mains au-dessus de votre tête, les bras le plus tendus possible. Ça y est, vous êtes prêt. Votre journée peut enfin commencer.

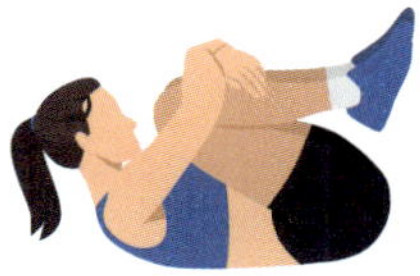

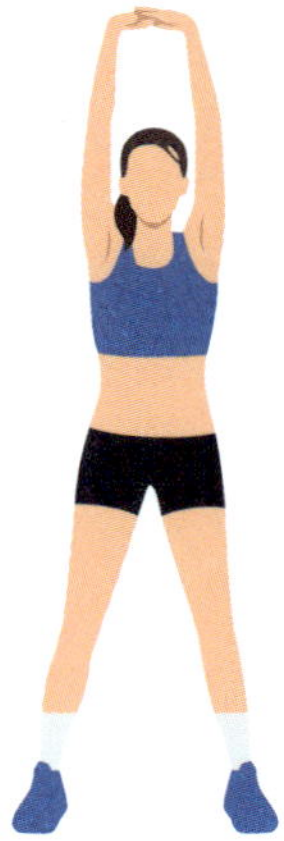

La magie de la luminothérapie

Vous avez sans doute constaté que vos (r)éveils piquent plus en hiver qu'en été. De novembre à mars, qu'il est dur de se réveiller avec le sourire. À moins que vous ayez recours à la luminothérapie. La luminothérapie, c'est tout sauf un gadget bien-être. À elle seule, elle peut vous faire oublier les frimas de l'hiver et ce jour qui tarde à se lever. Car c'est bien ça, le problème des longs mois d'hiver. On sort du lit quand il fait encore nuit dehors. Or, c'est la lumière du soleil qui indique au corps qu'il faut se mettre debout en sécrétant du cortisol. Pour vous aider à vous mettre en mouvement, tentez l'expérience des simulateurs d'aube, qui reproduisent la même lumière que celle du jour au moment de votre réveil. En plus, ces appareils vous permettent aussi de programmer une musique douce pour vous tirer des vapes délicatement. Je vous garantis que ces simulateurs d'aube vont vous réconcilier avec vos réveils hivernaux et que votre humeur matinale sera au zénith.

CHAPITRE

La cérémonie du coucher

La cérémonie du coucher est bien plus qu'une simple transition vers le sommeil : c'est un moment précieux où nous préparons notre corps et notre esprit à s'abandonner au repos. Opter pour des pratiques adaptées et un environnement apaisant peut faire toute la différence pour s'endormir en un claquement de doigts. À vous le sommeil de plomb !

Adoptez les bons réflexes

Au gré de ses interventions dans *Bel & Bien*, la neuropsychologue et directrice de recherche au CNRS, Sylvie Chokron, nous a présenté les bons gestes à adopter au moment d'aller se coucher pour tomber fissa dans les bras de Morphée. Je vous l'annonce, avec elle, nombreuses sont vos croyances sur le sommeil qui vont voler en éclats.

DORMIR DANS UNE CHAMBRE FROIDE

Ça vous est déjà arrivé de retourner votre oreiller à la recherche de plus de fraîcheur au verso. C'est normal, la fraîcheur et le sommeil sont indissociables. Et pour cause, pendant des millénaires, nous sommes allés au lit quand le soleil se couchait et que la température extérieure baissait. Cette association fait toujours partie de notre horloge interne. Quand les températures chutent, cela envoie des signaux à notre cerveau pour lui dire d'aller dormir en libérant de la mélatonine, l'hormone du sommeil. Pour un repos réparateur et un endormissement éclair, il faut donc éviter de perturber notre température corporelle en mettant le chauffage à fond dans la chambre à coucher. N'hésitez pas à entrebâiller la fenêtre de votre chambre pour bénéficier d'un environnement idéal à 18°C. Privilégiez aussi des matelas absorbants pour plus de fraîcheur sous la couette.

TOUS À POIL !

Tous à poil et au lit : il faut dormir nu. Nous passons nos journées engoncés dans des vêtements qui compriment notre corps, en particulier au niveau des organes génitaux. Les sous-vêtements, surtout ceux en tissu synthétique, favorisent la chaleur, l'humidité et la prolifération de bactéries. Le terreau idéal pour le développement des infections. En choisissant de dormir nu, vous permettez

à votre corps de s'aérer et de respirer. Et ça, c'est tout bénef, car notre corps a besoin de se refroidir pour entrer dans un sommeil profond et réparateur. Rien ne sert d'entraver ce processus qui garantit un bon repos avec des pyjamas trop chauds.
Autre point non négligeable du « dormir nu » : le « peau à peau » avec votre moitié fera monter le désir. Une étude vient de prouver que les couples qui dorment nus sont plus heureux que les autres, mais aussi plus épanouis sexuellement. On range donc son vieux pyjama grenouillère qui sent la naphtaline. On se couche dans son plus simple appareil.

DORMIR NU, OUI… MAIS AVEC SES CHAUSSETTES

Certes, ce n'est pas l'accoutrement le plus sexy, et pourtant rien de tel pour s'endormir en un claquement de doigts que d'aller au lit nu avec ses chaussettes aux pieds. Quand votre organisme baisse en température au moment du coucher, vos petits petons, qui se trouvent aux extrémités de votre corps, se les gèlent plus que les autres organes. Porter des chaussettes aide à garder ses pieds au chaud, ce qui dilate les vaisseaux sanguins, offrant une meilleure circulation sanguine. Cette vasodilatation fait baisser la chaleur corporelle globale, signalant au cerveau qu'il est temps de dormir. Oui, les chaussettes aux pieds, ce n'est pas glamour, mais c'est redoutablement efficace. Qui plus est, vous éviterez de réveiller votre conjoint en le caressant avec vos pieds gelés.

ÉVITEZ LES BAINS CHAUDS

On a tous eu ce vieux réflexe de se plonger dans un bain chaud pour se détendre avant d'aller au lit. Erreur. Encore une fois, le corps a besoin de se refroidir pour s'endormir. En plongeant dans votre bain à 37°C, vous envoyez un mauvais signal à votre cerveau, car votre température corporelle augmente automatiquement. Cela retarde la sécrétion de mélatonine, l'hormone du sommeil. Vous pouvez être sûr que vous allez décaler votre endormissement de 1 à 2 heures.

Si les bains chauds sont proscrits, on pourrait penser que la douche froide aide à s'endormir. Ne vous infligez pas ce supplice. Certes, la fraîcheur est l'alliée de notre sommeil, mais la violence du choc thermique d'une douche froide va activer le système nerveux sympathique en augmentant à la fois votre vigilance et votre production d'adrénaline.

Puisqu'il faut bien se laver, prenez plutôt une douche tiède avant d'aller vous coucher. Ce n'est pas ce qu'il y a de plus agréable, mais votre sommeil sera sauf. Sans compter que c'est plus écolo qu'un bain chaud. Autre alternative : attendez le matin pour vous laver.

LE SPORT, JAMAIS EN FIN DE JOURNÉE

Vous l'avez compris, un organisme chaud est un organisme qui ne dort pas. Cette vérité scientifique vous incite à ne pas pratiquer une activité physique dans les 4 heures qui précèdent votre coucher, au risque d'exciter votre organisme et de le faire monter en température. Il faut impérativement laisser au corps le temps de se refroidir après l'effort, sinon c'est l'insomnie. Au plus tard, vous allez à la salle à 17 heures. Pas après.

AIMEZ-VOUS LES UNS LES AUTRES !

C'est prouvé, le sexe est le meilleur des somnifères. Faire l'amour, du moins avec un bon partenaire, libère les quatre hormones du bonheur qui ont des impacts positifs sur notre sommeil. L'orgasme entraîne un shoot de dopamine, procurant un plaisir intense, suivi d'une sécrétion d'endorphines, d'ocytocine, et de sérotonine qui provoque une sensation de détente et de sérénité propice à l'endormissement.

Sur ce dernier point, il convient de revenir sur un sujet qui divise les hommes et les femmes. Pourquoi les hommes s'endorment-ils après avoir fait l'amour ? Ce reflexe masculin agace de nombreuses femmes qui veulent parler et communier avec leur chéri qui ronfle déjà.

Mesdames, si votre amoureux s'écroule après le câlin, ne lui en voulez pas (trop). C'est normal. Faire l'amour réduit les niveaux de cortisol, diminue le stress et invite au sommeil. Cela vaut pour les deux sexes. La différence est ailleurs. Les hommes connaissent souvent une période réfractaire après l'orgasme, durant laquelle ils ne peuvent pas être excités à nouveau sexuellement, ce qui peut les encourager au repos. Les hormones creusent cette différence de genre. Il a aussi été prouvé que, lors d'un orgasme, les femmes libèrent plus d'ocytocine, l'hormone de l'attachement, que les hommes ; ce qui induit une plus grande envie de câlins, de partage et de discussion. Les hommes se contentent eux de se shooter à la dopamine et à la sérotonine. Voilà pourquoi ils sont taiseux et s'endorment plus rapidement !

Repensez votre chambre à coucher façon « feng shui »

Votre chambre à coucher n'est pas seulement un lieu de repos, c'est un sanctuaire où chaque détail influence la qualité de votre sommeil. Au cours d'une master class dispensée sur le plateau de *Bel & Bien*, Caroline Watelet*, designer d'intérieur et experte feng shui, nous a livré sa méthode inédite d'harmonisation intérieure et de circulation des énergies pour transformer cette pièce en véritable cocon de réconfort.

---

* Pour harmoniser votre chambre à coucher et votre intérieur selon les préceptes feng shui, tournez les pages du livre *Toit et moi* de Caroline Watelet, coécrit avec Billie Blanket, aux éditions du Chêne.

SANCTUARISER SA CHAMBRE À COUCHER

La chambre à coucher, c'est fait pour dormir... Ça a l'air évident dit comme ça, mais on a tendance à l'oublier. On y invite tout un tas d'intrus qui n'y ont pas leur place, comme la télé, la paperasse, le smartphone, les actualités anxiogènes, etc. Tant de perturbateurs du sommeil qui devraient rester sur le pas de la porte. En réservant la chambre à coucher uniquement au sommeil, aux activités peu stimulantes, telles que la lecture, ou encore aux plaisirs de la chair, votre cerveau associe cet espace à la détente et au bien-être. Idéal pour un endormissement rapide et un sommeil réparateur. Il faut que la chambre à coucher reste ce sanctuaire qui nous permet de recharger nos batteries et de nous vider la tête. En rentrant dans une chambre consacrée au repos, vous en faites un refuge et un havre de paix indispensables à votre santé mentale.

OÙ PLACER SON LIT ?

Selon les principes ancestraux du feng shui, cet art de vivre japonais qui permet une meilleure circulation des énergies pour plus de bien-être, la place de votre lit joue un rôle capital sur la qualité de votre sommeil.

Il est fortement conseillé d'avoir un lit avec vue sur la porte. Vous serez plus serein au moment du coucher si vous avez l'entrée de votre chambre dans votre champ de vision. Cela procure un sentiment de contrôle rassurant. Mais attention, le lit ne doit pas être en ligne directe avec la porte, au risque de perturber les bonnes énergies de la chambre à coucher.

Ensuite, vous devez placer votre tête de lit contre un mur solide pour un sentiment de soutien. Évitez de la placer dos à la fenêtre, car cela accentue la sensation d'insécurité.

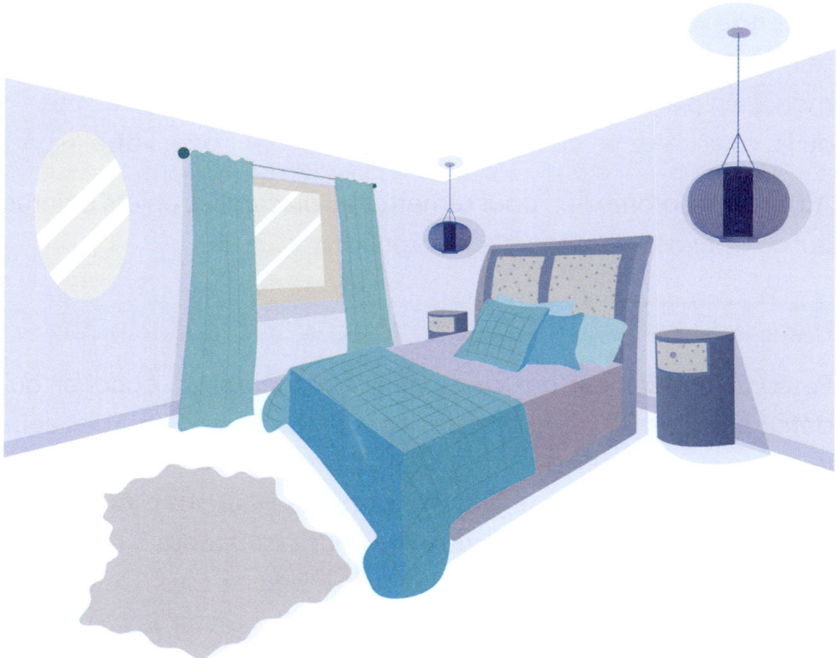

Concernant l'exposition à lumière naturelle, votre lit doit être orienté plein sud en gardant les fenêtres à distance de vous pour ne pas être inondé par les rayons du soleil quand le jour se lève. Vous vous assurez ainsi un réveil en douceur.

FAIRE RIMER DÉCO D'INTÉRIEUR ET BONHEUR

La décoration de votre chambre à coucher peut aussi vous aider à dormir du sommeil du juste.

Première règle : on évite d'encombrer sa chambre. On privilégie une décoration minimaliste qui ne pollue pas l'esprit et qui laisse circuler les énergies autour du lit. Grâce à cet espace aéré, vous favorisez un environnement de sommeil agréable.

Seconde règle : on insiste également sur l'importance de la symétrie. Selon les préceptes feng shui, on cherche toujours l'harmonie. En plaçant des tables de nuit identiques de chaque côté du lit, vous créez un équilibre psychique apaisant pour votre esprit.

Au passage, profitez-en pour remettre au placard les objets pointus qui créent une sensation d'agression inconsciente.

LE POUVOIR DES COULEURS SUR NOTRE SOMMEIL

Passons à la couleur des murs de votre chambre à coucher qui déteignent aussi sur la qualité de vos nuits. En psychologie des couleurs, on évite les teintes trop chaudes. Stimulantes, elles invitent à la productivité. Gardez le jaune et l'orangé pour votre bureau ou pour colorer un mur de votre salon. Pour la chambre à coucher : voyez la nuit en bleu, qu'il soit clair, turquoise ou pastel. Ce type de bleu a un effet calmant qui réduit l'anxiété. Une étude a prouvé que les personnes ayant des chambres bleues dorment en moyenne 7 heures et 52 minutes par nuit. Un score sans égal en matière de couleur. Cela dit, d'autres teintes sont aussi propices à l'évasion et à la relaxation. Le vert pâle rappelle notre environnement naturel. La douceur de la couleur « lavande » crée également une ambiance sereine propice au sommeil.

Pour la petite anecdote, la couleur de chambre qui cumule le plus de rapports sexuels par semaine est... le mauve. Quand on sait que le sexe est un formidable somnifère naturel, un constat s'impose : à vos pinceaux et faites grimper votre libido !

CHAPITRE

6

Les « bonnes » positions du sommeil

Brisons un mythe ! Je ne crois pas qu'il y ait de bonnes ou de mauvaises positions du sommeil. Sur le dos, sur le ventre, en chien de fusil, chacune a ses avantages et ses inconvénients. Il est désormais temps de trouver celle qui vous convient !

Habitué de *Bel & Bien,* le médecin urgentiste, Gérald Kierzek, a passé en revue les différentes postures à adopter pour s'endormir facilement et se réveiller sans douleur comme si vous aviez 20 ans.

Trouvez la position qui vous convient

Nous changeons de position jusqu'à cent fois au cours d'une nuit. Pour relâcher nos muscles et nos articulations, relancer notre circulation sanguine, détendre notre dos, aller chercher un peu de fraîcheur ailleurs ou encore s'éloigner d'un partenaire un peu trop collant. La seule position sur laquelle nous avons la main, c'est celle de l'endormissement que nous tenons durant la première période de notre sommeil. Il faut donc trouver la position dans laquelle vous vous sentez bien et qui vous évite de vous réveiller tout rouillé comme si un camion vous était passé dessus pendant la nuit.

Nous vous proposons de faire le tableau des plus et des moins pour identifier VOTRE position du sommeil.

DORMIR SUR LE CÔTÉ DROIT

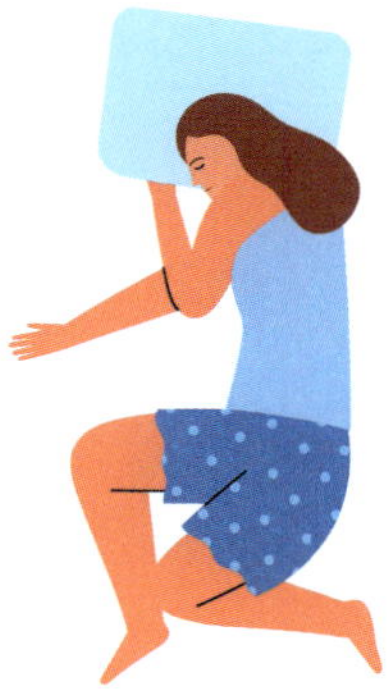

C'est la position préférée des Français et son bilan est mitigé.

Les + :

- Respecte l'alignement de la colonne vertébrale et prévient certaines douleurs dorsales.
- Évite les tensions musculaires.
- Permet au cœur de ne pas être comprimé.
- Favorise la digestion, car l'estomac ne supporte pas le poids du foie sur lui.
- Diminue les ronflements et l'apnée du sommeil.

Les - :

- Contribue aux reflux gastriques en raison de la position de l'estomac, qui se trouve au-dessus de l'œsophage, ce qui facilite la remontée de l'acide présent dans l'estomac.
- Entraîne des douleurs au bras, à l'épaule et à la jambe droites qui supportent le poids du corps. Pour éviter les membres engourdis, optez pour un matelas souple, un oreiller épais pour combler l'espace entre le cou et le matelas ainsi qu'un coussin entre vos genoux pour empêcher la rotation du bassin.

DORMIR SUR LE CÔTÉ GAUCHE

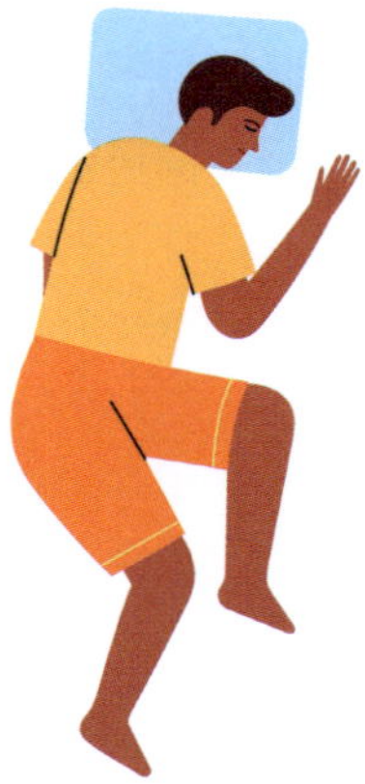

Cette position latérale est moins prisée que la précédente, pourtant elle est plus respectueuse de notre corps.

Les + :

- Respecte l'alignement de la colonne vertébrale et prévient certaines douleurs dorsales.
- Évite les tensions musculaires.
- Diminue les ronflements et l'apnée du sommeil.
- Favorise la circulation sanguine, car il n'y a pas de pression exercée sur le retour veineux situé sur la droite de notre corps.
- Participe au bien-être des femmes enceintes en empêchant à l'utérus en expansion de comprimer la veine responsable du retour du sang des membres inférieurs vers le cœur. Cette position réduit le risque de gonflement des jambes, des chevilles et des pieds.

Le - :

- Peut exposer le cœur à une pression supplémentaire, une considération à prendre en compte si vous avez des problèmes cardiaques.

DORMIR EN POSITION FŒTALE

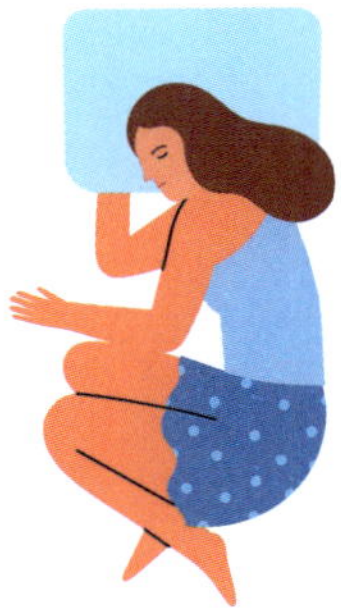

Dormir en chien de fusil, sur le côté gauche ou droit, présente les mêmes avantages et inconvénients que ceux énoncés pour les deux positions latérales précédentes avec quelques contre-indications supplémentaires. À long terme, la pression exercée sur les articulations favorise l'apparition de l'arthrose. Mieux vaut détendre et allonger ses jambes. Mesdames, la position fœtale comprime aussi votre poitrine et peut entraver votre bonne respiration pendant la nuit.

DORMIR SUR LE VENTRE

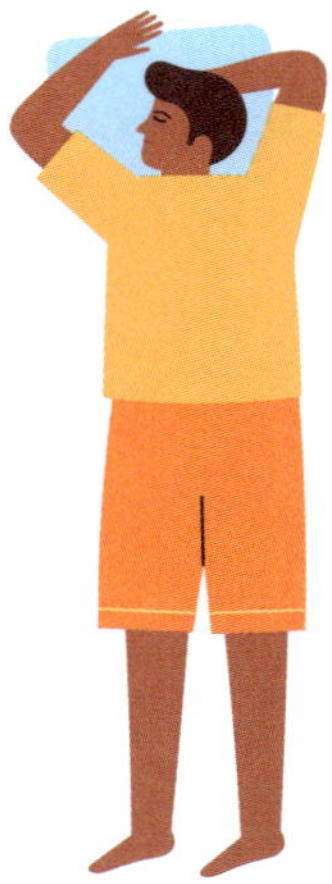

C'est sans doute la position la plus agréable pour s'endormir, mais c'est aussi la plus risquée pour votre santé. Pour cette raison, c'est la case des moins que nous allons remplir.

Les - :

- Entrave la respiration, car tout le poids du corps s'exerce sur le thorax.
- Comprime les organes vitaux et les viscères, ce qui ralentit la digestion et occasionne de la constipation.
- Provoque des blocages articulaires et des contractions musculaires en raison de la position asymétrique de la colonne vertébrale et des muscles du cou.
- Creuse le bas du dos, ce qui engendre des douleurs au niveau des lombaires et du bassin.
- Augmente les risques de bruxisme en raison des tensions exercées sur la mâchoire.

Si dormir sur le ventre est la seule position qui vous permet de vous endormir, choisissez de vous reposer sur un oreiller plat (voire sans oreiller) afin d'aligner votre colonne et de diminuer les différentes pressions qui s'exercent sur votre corps.

DORMIR SUR LE DOS

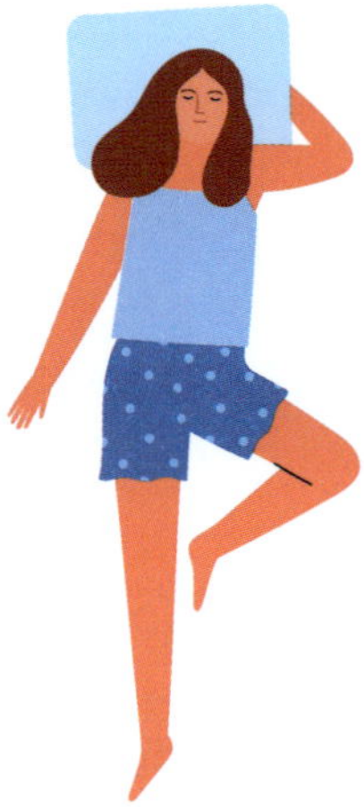

C'est la position des sages, de ceux qui s'endorment sans souci ni stress. Cette posture est la moins populaire, la moins accessible, et pourtant c'est l'une des meilleures pour notre santé.

Le + :

- Soulage les articulations de votre colonne vertébrale qui est bien alignée.
- Limite les risques de torticolis et de lumbago au réveil en relâchant vos muscles.
- Facilite votre digestion.
- Améliore l'oxygénation des tissus de votre peau, ce qui en fait un soin antirides naturel.

Les - :

- Crée un creux au niveau du cou et sous les genoux à l'origine de douleurs dorsales. Méfiez-vous donc de cette position si vous souffrez de lombalgie. Pour gommer cet effet indésirable, dormez avec un oreiller ferme.
- Entraîne un relâchement des muscles de la gorge favorisant les ronflements et l'apnée du sommeil.

MESSAGE À L'ATTENTION DES PERSONNES SOUFFRANT DE REFLUX GASTRIQUES

Un adulte sur trois souffre de reflux gastriques de manière occasionnelle. Les causes : un sphincter œsophagien inférieur qui ne se ferme plus correctement et l'acide qui remonte dans l'œsophage. Rien de bon ne s'ensuit avec des brûlures dans la poitrine, des régurgitations acides, des nausées, des toux chroniques, des difficultés à avaler, une mauvaise haleine et une gorge irritée. Pour ceux qui en sont victimes, dormir correctement relève du plus grand des défis, mais il existe certaines solutions pour améliorer la qualité du sommeil.

Tout d'abord, il faut lutter contre les lois de la gravité et la position horizontale que nous prenons lorsque nous dormons. Pour cela, pensez à surélever votre tête de lit de 20 centimètres en plaçant un oreiller en coin sous votre matelas ou en utilisant des cales sous les pieds supérieurs de votre lit. Beaucoup de gens utilisent des coussins pour rehausser leur tête. Mauvaise idée, cette technique augmente la pression sur l'estomac.

Maintenant que vous connaissez la bonne installation à adopter, tentez de dormir sur le côté gauche. Dans cette position, l'estomac est plus bas que l'œsophage, ce qui réduit le risque de remontée d'acide gastrique.

Préparez aussi des vêtements amples pour dormir, notamment autour de la taille, afin d'éviter toute pression supplémentaire sur l'estomac.

D'autres bons réflexes alimentaires sont également à mettre en place. Essayez de prendre votre dernier repas au moins 3 heures avant d'aller vous coucher. Ainsi, vous videz votre estomac de la majeure partie de son contenu avant de vous allonger. Au menu : un dîner léger. Dans la mesure du possible, fuyez les aliments gras, épicés et acides, comme les agrumes ou les tomates. Sans surprise, l'alcool, la caféine ou encore les boissons gazeuses sont à bannir. Le champagne en tête. On a aussi constaté qu'une prise de poids excessive augmente la pression abdominale et contribue aux reflux gastriques. Un régime modéré peut en réduire les symptômes.

Ajoutez à ce mode de vie l'arrêt du tabac, car fumer affaiblit le sphincter œsophagien inférieur. Le stress est aussi un facteur aggravant puisqu'il stimule la production d'acide gastrique dans l'estomac tout en favorisant les mauvais comportements alimentaires avant le coucher. Pourquoi ne pas essayer la méditation ou la respiration en pleine conscience pour se détendre ?

Si, après la mise en place de ce protocole, les reflux gastriques persistent, prenez rendez-vous avec votre médecin. Certains médicaments réduisent l'acidité de l'estomac, comme les antiacides, les inhibiteurs de la pompe à protons ou les bloqueurs H2.

La literie de vos rêves

Quelle que soit la position que vous choisissez pour vous endormir, certaines règles universelles s'appliquent concernant le choix de votre literie.

Tout d'abord, choisissez des oreillers bien mous qui s'adaptent à la forme de votre tête. Pour le matelas, il faut « prendre du ferme », être attentif à sa densité. Un matelas ferme évite de se tordre la nuque, les genoux et le dos en s'enfonçant dedans.

Enfin, pour tous ceux qui souffrent de douleurs articulaires, dorsales et musculaires : investissez dans un matelas à mémoire de forme qui s'adapte aux contours de votre corps. Ainsi, votre poids est mieux réparti et votre colonne vertébrale est parfaitement alignée. Qui plus est, ce type de matelas absorbe les mouvements d'un partenaire un peu trop remuant.

Étirez-vous (aussi) à l'heure du coucher

S'étirer comme un chat au réveil pour remettre la machine en marche, tout le monde le fait. Ce que beaucoup de gens ignorent, c'est qu'il est tout aussi important de s'étirer au moment de se coucher.

Les étirements permettent de relâcher les muscles et l'esprit pour un sommeil réparateur. Pas besoin de jouer au contorsionniste, 5 minutes d'étirements avec des exercices simples vont vous permettre de relâcher les tensions accumulées dans la journée et de préparer votre corps et votre esprit au repos.

Pour ce qui est de l'esprit, s'étirer stimule la production d'endorphines et diminue drastiquement le niveau du cortisol qui vous maintient éveillé.

Concernant le corps, les étirements réduisent les tensions articulaires et les douleurs musculaires. Dites adieu aux crampes nocturnes. Sans compter que ce genre d'exercices relance la circulation sanguine et lutte contre le syndrome des jambes lourdes qui gâche vos nuits.

Ainsi libéré de vos tensions physiques et émotionnelles, vous vous réveillerez détendu et moins raide que la veille.

LES EXERCICES D'ÉTIREMENT AU MOMENT DU COUCHER

La posture de l'enfant

Mettez-vous à genoux et placez vos mains à plat devant vous. Ensuite, inclinez votre torse en avant jusqu'à ce que votre front touche le sol. En plus de vous détendre, cet étirement est également idéal pour prévenir et soulager les douleurs nocturnes de l'épaule et du bas du dos.

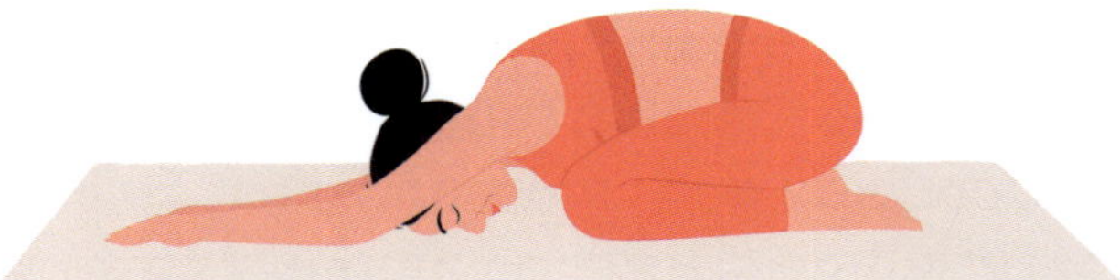

Le bébé heureux

En position allongée sur le dos, attrapez vos pieds au-dessus de votre torse. Puis, balancez-vous d'un côté et de l'autre pour bien masser votre colonne vertébrale.

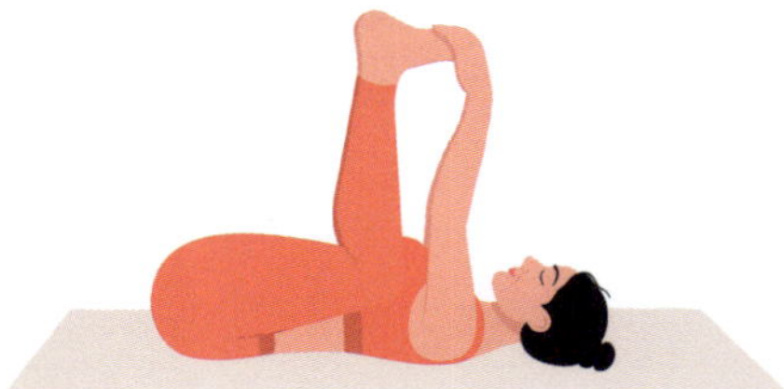

Le cobra

Sur le ventre, les mains à hauteur de la poitrine, soulevez votre torse en repoussant le matelas. Prenez de profondes inspirations puis relâchez en abaissant votre poitrine et votre front vers le sol.

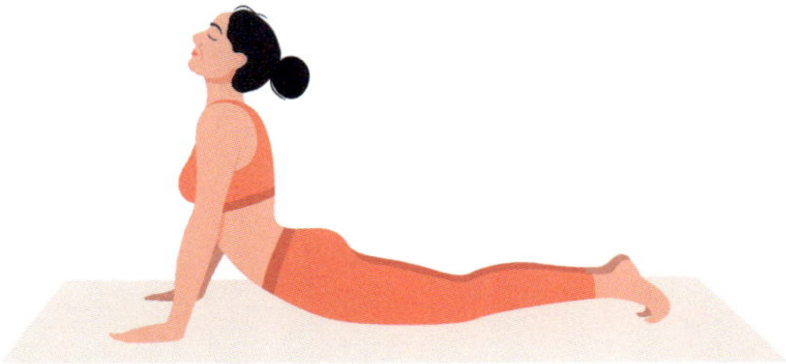

Le chat

À quatre pattes, creusez votre dos en levant la tête vers le ciel et inspirez profondément. Ensuite, expirez en arrondissant votre dos, la tête vers le bas. Alternez les deux mouvements lentement.

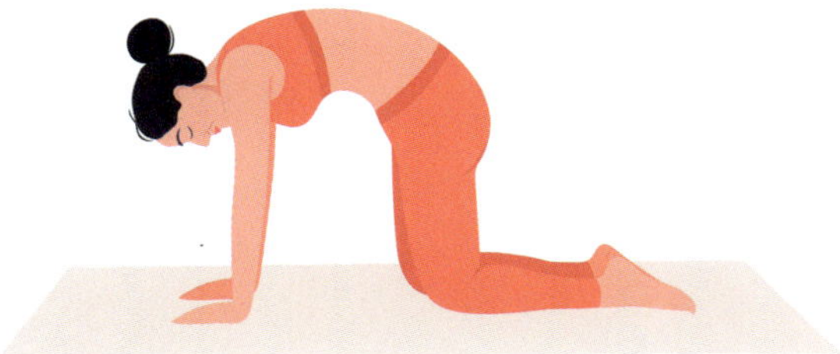

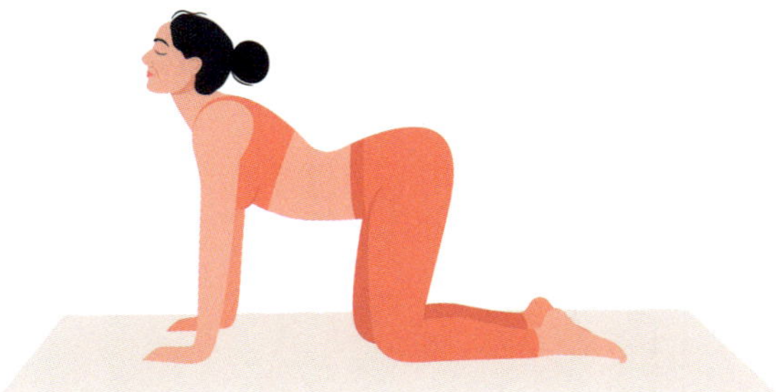

CHAPITRE

7

Mieux manger pour mieux dormir

Loin d’être un simple carburant pour notre corps, l’alimentation joue aussi un rôle essentiel dans la qualité de notre sommeil et il ne suffit pas d’éviter les repas copieux à l’heure du dîner pour mieux dormir. Certains aliments et nutriments peuvent favoriser un endormissement rapide et un sommeil réparateur, tandis que d’autres risquent de perturber vos nuits.
Bien manger pour mieux dormir est un art subtil et fragile auquel nous allons vous initier.

7

La confession d'Elsa Wolinski* : le sommeil est dans l'assiette !

Comme de trop nombreux Français, je n'en peux plus de ne pas dormir. Et moins je dors, plus je mange. Et plus je mange, moins je dors. Et c'est de pire en pire. C'est simple : sur le lien entre l'alimentation et le sommeil, on m'a tout dit : « ne mange jamais de féculents le soir. » « Ne dîne plus ou quasiment rien. » « Bois un petit verre de vin, ça pourrait t'aider à t'endormir. » « Les tisanes, ça fait dormir et pisser, donc évite. »

Certes, l'alimentation n'est pas la seule cause de nos insomnies, mais, avant de changer de literie, de voisins, de mari, ou, pire, de prendre des somnifères, commençons par le plus simple : penchons-nous sur le contenu de notre assiette.

L'alimentation du sommeil

Démêlons le vrai du faux sur les bonnes ou mauvaises habitudes alimentaires grâce à la diététicienne-nutritionniste, Flavie Gusman, que nous avons appelée à la rescousse pour nous parler de cette alimentation du sommeil qui interroge Elsa Wolinski.

---

* Lettre d'Elsa Wolinski écrite dans le cadre de l'émission : « Dormir comme un bébé : mode d'emploi ».

LE MANQUE DE SOMMEIL FAIT GROSSIR

Ce n'est pas un mythe, le manque de sommeil est l'ennemi numéro 1 de votre ligne. En cas de fatigue chronique, il faut être d'autant plus vigilant sur son alimentation. Explications.

La fatigue perturbe la régulation des hormones de l'appétit avec une baisse du taux de leptine, l'hormone de la satiété, et une hausse de la ghréline, l'hormone de la faim. Pour répondre à l'appel du ventre, on va avoir tendance à se jeter sur le gras, les sucreries et tous les aliments qui ont un fort apport calorique. La sentence est sans appel : moins on dort, plus on a faim. Plus on mange, plus on grossit.

Mais le mal ne s'arrête pas là. Quand on est fatigué, on est stressé. On va donc chercher du réconfort dans des « aliments doudous » sucrés. Et si, par malheur, on cède au grignotage après le diner, c'est le drame. Si vous mangez tard dans la soirée, inévitablement, votre cerveau va croire que vous êtes en phase d'éveil, ce qui va inhiber les hormones du repos. Un cercle vicieux se met en place qui vous empêche de dormir et vous fait grossir.

DÎNER LÉGER POUR UN SOMMEIL PROFOND

Pour éviter cette information trompeuse envoyée à notre cerveau et enrayer la machine du manque de sommeil qui appelle le stress, qui lui-même invite à manger - ce qui retarde notre horloge interne et dérègle notre sommeil -, il faut impérativement dîner léger et le plus tôt possible. Il faut s'inspirer des Anglais qui passent à table entre 17 heures et 19 heures. C'est bien mieux que les Espagnols qui dînent à 21 heures ou 22 heures.

Pour un sommeil de qualité, on évite aussi les produits stimulants et énergisants, comme le thé, le café et les sucreries. Au dîner, on se méfie des aliments trop lourds, qui vont ralentir la digestion et retarder l'endormissement. Voilà pourquoi on oublie les viandes rouges et les produits laitiers bien crémeux trop riches en protéines. Enfin, les aliments acides, comme les agrumes ou les boissons alcoolisées, sont à condamner, car ils sont impossibles à digérer en position allongée. Pas idéal, pour passer une bonne nuit de sommeil.

LES ALIMENTS QUI FONT DORMIR !

À l'inverse de la liste de courses qu'on vient d'énoncer, certains aliments intégrés dans votre bol alimentaire peuvent favoriser un sommeil de qualité. Demandez le menu.

En tête de liste de cette alimentation du sommeil : des produits riches en magnésium, comme le chocolat noir (70 % de cacao minimum), les graines, les oléagineux, les légumes secs, les poissons gras ou les céréales complètes. Non seulement c'est gourmand mais, en plus, le magnésium qu'ils contiennent va favoriser la production de GABA. Un acide aminé qui inhibe l'activité du système nerveux central et met notre cerveau au repos. Son effet relaxant va nous permettre d'être plus détendus au moment de l'endormissement et d'avoir un sommeil de meilleure qualité. Ma prescription : consommez 500 milligrammes de magnésium par jour pendant deux mois, soit en l'intégrant à votre assiette, soit en le consommant sous forme de gélule. Vous verrez forcément la différence.

Autre solution validée par la science pour mieux dormir grâce à votre assiette : adoptez le fameux régime méditerranéen avec de bonnes sources de graisses végétales comme l'huile d'olive. Avec ceci ? Des sardines et de la viande blanche, comme la dinde ou le poulet. Pour l'accompagnement : des céréales complètes telles que le riz et l'avoine, mais aussi des haricots verts et des lentilles. On y retrouve aussi du fromage frais avec un faible apport protéique.

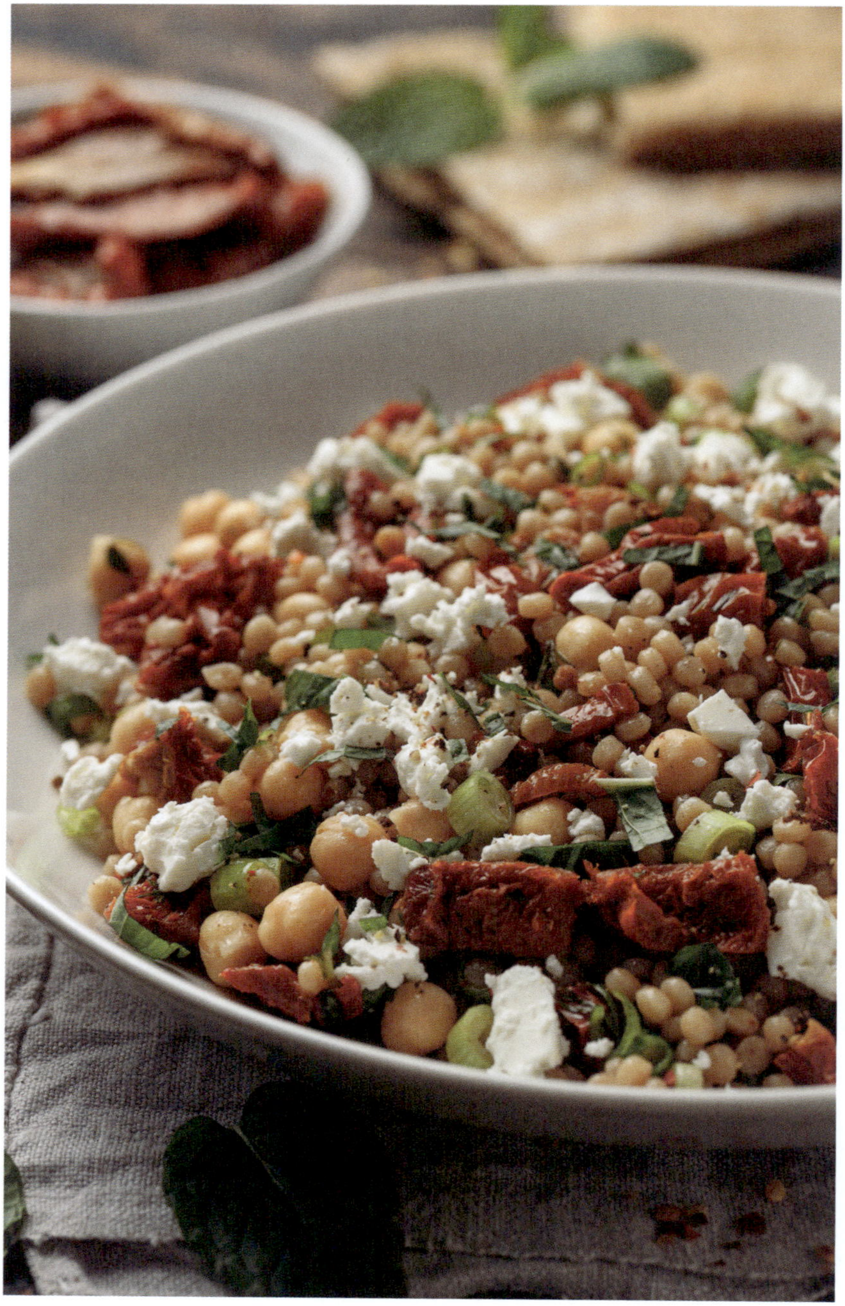

Ajoutez-y des graines et des noix. Pour le dessert, des fruits gorgés de sucre et de fibres, comme l'ananas ou les bananes.

Plusieurs études ont prouvé que les populations qui avaient adopté ce régime qui sent bon le soleil avaient un sommeil plus récupérateur, moins d'insomnies et des temps d'éveil de meilleure qualité. La raison est simple : la quasi-totalité de ces produits contiennent du tryptophane, un acide aminé formidable, précurseur de la sérotonine et de la mélatonine. Un cocktail gagnant qui vous apaise et vous endort profondément.

Pour pimenter le tout, j'aimerais vous parler d'une épice remarquable : le safran. Il se consomme sous forme de graines à intégrer à vos recettes salées préférées. Son effet sédatif va permettre de lutter contre le stress et l'anxiété responsables de nos insomnies. Précisons que c'est très cher. Heureusement pour notre porte-monnaie, une cure de 100 milligrammes par jour suffit.

QUID DE L'ALCOOL : SOMNIFÈRE OU EXCITANT ?

L'alcool, c'est traître. Sur le moment, il va faire l'effet d'un sédatif qui vous assomme et facilite l'endormissement. Ça, c'est pour la vitrine mais, dans l'arrière-boutique, rien ne va plus. L'alcool perturbe la qualité de votre repos et altère les stades profonds d'un sommeil récupérateur. On s'agite, on transpire, on se réveille en pleine nuit, on peine à replonger dans ses rêves qui virent au cauchemar. Sans compter l'effet diurétique de l'alcool qui va vous faire vous lever quatre fois pendant la nuit pour aller aux toilettes.

Le pire dans tout ça, c'est que vous risquez aussi de perturber le sommeil de votre chérie. Messieurs, vous qui lisez ce livre, sachez que l'alcool vous fait ronfler, car il relaxe les muscles respiratoires qui vont vibrer comme des trompettes, au grand dam de la personne qui dort à vos côtés. Plus que jamais, l'alcool, c'est avec la plus grande des modérations pour vous, pour les autres, pour le sommeil de tous.

Les plantes hypnotiques

La phyto-aromathérapeute et diététicienne-nutritionniste, Caroline Gayet*, nous a parlé de ces plantes hypnotiques qui nous conduisent dans les bras de Morphée. Promis, tout ce qui va suivre est légal et bon pour la santé.

UNE TISANE ET AU LIT !

Encore une fois, les remèdes de grand-mère disent vrai. Certaines plantes ont le pouvoir de vous endormir comme par enchantement. Oubliez les médocs et optez maintenant pour les somnifères naturels.

Bue bien chaude, la tisane abaisse la température du corps sous l'effet de la thermorégulation. Bonne nouvelle ! Un corps à basse température est un corps qui s'endort plus facilement. Il n'y a donc pas d'âge pour boire des « pisse-mémé » au moment du coucher, mais ne surestimez pas les capacités de stockage de votre vessie au risque de vous réveiller en pleine nuit.

---

* Pour tout savoir sur l'effet miraculeux de certaines plantes sur notre sommeil, procurez-vous le livre de Caroline Gayet, coécrit avec le docteur Patrick Aubé, *Je fais mes tisanes qui soignent* aux éditions Leduc.

LES INFUSIONS QUI FONT DORMIR

Certaines plantes ont un pouvoir hypnotique relaxant qui conduit à un meilleur endormissement. Il est conseillé de consommer ces plantes hypnotiques sous forme d'infusion. C'est le meilleur moyen de profiter de leurs principes actifs. Une cuillère à café par tasse suffit. Pas plus.

Les plantes les plus efficaces pour s'endormir rapidement sont la valériane, le lotier corniculé, mieux encore, le pavot de Californie. Elles agissent comme un véritable sédatif sur le cerveau en inhibant la production d'adrénaline, l'une des hormones du stress et de l'excitation. Vous vous couchez donc plus relaxé.

On peut aussi avoir recours à des infusions de passiflore, une plante qui a des vertus antispasmodiques. Ces principes actifs vont jouer le rôle de décontractant musculaire et vous permettre d'être plus détendu en allant au lit.

L'aubépine est aussi très intéressante pour s'endormir en un rien de temps. Au-delà de son goût très agréable, les propriétés de ses baies régulent le rythme cardiaque. Leur rôle hypotenseur réduit le stress, diminue la pression artérielle et apaise au moment d'éteindre la lumière.

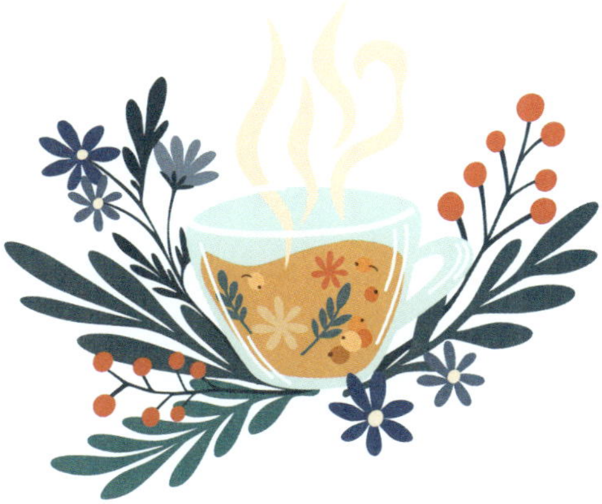

LES INFUSIONS ANTI-RÉVEILS NOCTURNES

Les plantes peuvent aussi prévenir les insomnies si vous êtes sujet au réveil nocturne. Et l'essence à consommer n'est pas la même en fonction de l'heure à laquelle vous vous réveillez.

Entre 1 heure et 3 heures : le foie est au maximum de son activité. Des réveils répétés à cette heure de la nuit indiquent que cet organe vital rencontre des difficultés pour jouer son rôle éliminateur de déchets. Une infusion de chardon-Marie, une plante bénéfique pour le foie en raison de ses propriétés protectrices, réparatrices et détoxifiantes, est alors idéale.

Entre 3 heures et 5 heures, les poumons tournent à plein régime. Un problème respiratoire peut expliquer des réveils nocturnes. Pour relâcher votre souffle et dormir profondément, essayez des infusions à base de mélisse. Cette plante médicinale est connue pour ses vertus réconfortantes, ce qui peut indirectement favoriser une respiration plus calme, plus lente et plus profonde.

Le CBD : ça fonctionne ?

À propos de plantes hypnotiques, refilons la patate chaude du CBD au docteur Patrick Giniès, directeur du département douleur au CHU de Montpellier. Sur le plateau de *Bel & Bien*, nous lui avions demandé ce qu'il pensait de ce principe actif utilisé déjà par plus de 6 millions de Français au sommeil agité.

DES RECHERCHES ENCORE INCOMPLÈTES...

Vous connaissez tous le chanvre ? Vous en avez peut-être même consommé dans votre jeunesse ? À partir de cette plante, on peut extraire bon nombre de molécules, dont deux qui sont actuellement très connues : le tétrahydrocannabinol, plus connu sous le nom de THC, et le cannabidiol, qu'on surnomme le CBD.

Si le THC qu'on trouve dans le cannabis est un psychotrope interdit à la vente, le CBD, lui, ne procure aucune dépendance et n'est pas considéré comme une drogue par les autorités. Après des années de débat, sa culture et sa consommation sont autorisées en France depuis le début de l'année 2023.

Le CBD se présente sous différentes formes : comprimés, crèmes, huiles essentielles, baumes ou sprays. Il y a énormément de marques et autant de formes possibles. À en croire les consommateurs : l'essayer, c'est l'adopter, car le CBD serait un formidable anxiolytique qui facilite l'endormissement, améliore la qualité du sommeil et réduit même la douleur.

Dans les faits, on constate de petites améliorations chez ceux qui l'ont testé mais rien de très significatif d'un point de vue scientifique. Cependant, tous les consommateurs sont d'accord pour dire qu'ils vivent mieux leurs nuits ou leurs maux du quotidien depuis qu'ils en utilisent. Effet placebo ? Pas vraiment. En fait, on pourrait considérer le CBD comme un adaptogène. Quelque chose qui va nous faciliter l'endormissement, qui va nous doter d'un moyen supplémentaire.

Attention, la consommation de CBD ne se fait pas à n'importe quel prix. De nombreuses marques en vendent de plus ou moins bonne qualité. Les précautions sont de mise. Parlez-en à votre médecin pour établir un protocole.

CHAPITRE

Le pouvoir de la musicothérapie sur notre sommeil

8

Chantons maintenant un soin miraculeux qui peut venir à bout de nos insomnies : la musique. Oui, la musique sera la clé du sommeil et de l'endormissement. Le pouvoir des berceuses et de certaines mélodies sur la qualité de notre repos est aujourd'hui validé par la communauté scientifique. Révisons ensemble nos gammes et nos classiques. Et vous constaterez que les berceuses ne sont pas réservées aux enfants.

L'enseignant-chercheur en psychologie cognitive et musicothérapeute, Emmanuel Bigand*, a enchanté le plateau de *Bel & Bien* en nous vantant les effets magiques de la musique et de certains sons naturels sur la qualité de notre sommeil.

---

* Pour tout savoir sur les travaux passionnants d'Emmanuel Bigand au sujet des pouvoirs insoupçonnés de la musicothérapie, procurez-vous son livre, coécrit avec Barbara Tillmann, *La symphonie neuronale* aux éditions humenSciences.

La nature : la mélodie du sommeil

L'écoute de certains sons de dame Nature a le pouvoir de nous apaiser et donc de nous endormir. Parmi ces sons harmonieux caractéristiques d'un silence habité : le murmure des torrents, le pépiement des oiseaux, le souffle du vent, les clapotis de la pluie, etc. Tous ces bruissements apaisent nos angoisses. De nombreuses études ont démontré que le silence habité de la nature avec ses bruits mélodieux relaxe notre cerveau et lui offre le calme nécessaire pour se mettre au repos. La raison est plurielle. La nature, c'est d'abord l'endroit où nous aimons nous reposer. Dans notre imaginaire, elle évoque des instants de tranquillité au bord d'un cours d'eau ou au creux d'un arbre. Ce sont des évocations qui nous font du bien et qui nous renvoient à ce qu'a été notre environnement naturel pendant des années. L'autre explication se trouve du côté de l'acoustique. Les bruits naturels sont extrêmement reposants, d'autant plus qu'ils contrastent avec l'ambiance agressive et erratique de nos villes. La nature, elle, est beaucoup plus organisée d'un point de vue sonore. C'est une différence importante. Essayez-vous donc aux playlists qui diffusent des sons de la nature et qui pullulent sur Internet. Elles ont un véritable pouvoir méditatif qui aide à l'endormissement.

La musique adoucit vos nuits

La musique a le pouvoir de moduler les états nerveux de notre cerveau. Si vous écoutez une playlist type « relax and chill » avec des musiques au tempo doux et lent, votre respiration et vos battements de cœur vont automatiquement se synchroniser sur le rythme de la chanson. Cela va mettre votre cerveau au repos et vous conduire progressivement à un état de relaxation propice à l'endormissement. Mais ce n'est pas tout. L'écoute d'une musique reposante qui vous plaît va activer le circuit de la récompense dans votre cerveau et entraîner une libération de dopamine et de sérotonine, les hormones de la sérénité et de la joie. Nous nous sentons bien, cela nous distrait de nos pensées négatives et de nos ruminations nocturnes. Ainsi, le niveau de cortisol qui nous maintient éveillé et stressé baisse et le sommeil nous tend les bras.

Si vous peinez à vous endormir en allant au lit, tentez d'instaurer une routine musicale apaisante à l'heure du coucher en écoutant des musiques d'ambiance ou encore de la musique classique. Mozart et Bach sont les compositeurs les plus plébiscités par les insomniaques.

Enfin, n'oubliez pas que cette ambiance sonore peut aussi masquer les bruits environnants des voisins, des voitures qui klaxonnent, des ambulances qui passent. Contre la pollution sonore de nos villes, la musique est aussi une solution, car, au-delà de 30 décibels dans votre chambre à coucher, votre sommeil est en danger.

Il était une fois les berceuses

QUOI DE MIEUX QU'UNE BERCEUSE POUR S'ENDORMIR ?

Ces chansons au rythme lent et régulier imitent un balancement de gauche à droite. Elles induisent ainsi un sentiment de calme et de sécurité. Le tempo est de 60 à 80 battements par minute afin de se synchroniser sur le rythme cardiaque au repos. Les mélodies sont souvent simples et répétitives, créant ainsi une routine apaisante avant le coucher qui signale qu'il est temps de se détendre et de dormir. Leurs effets magiques fonctionnent sur les petits comme sur les grands. Qu'on se le dise, les berceuses, ce n'est pas réservé qu'aux enfants. Si vous êtes stressé au moment du coucher, elles constituent un précieux allié pour vous relaxer.

Pour nous parler de ces chansons douces, qui d'autre que notre musicologue préféré, André Manoukian* ? Il nous a raconté sur le plateau l'histoire des plus célèbres berceuses. 3, 4, musique...

LE PRÉLUDE DE BACH

Le prélude de Jean-Sébastien Bach est sans doute l'œuvre au clavier la plus jouée de l'histoire de la musique. Le morceau qu'on rêve tous de maîtriser quand on attaque sa première leçon de piano. Cet air est le fruit d'une improbable collaboration entre un père et son fils.

À l'époque, Jean-Seb est la plus grande rock star du moment. Il fait la tournée de tous les Zénith d'Europe et, quand il rentre chez lui, il est épuisé. À la maison, Bach avait pris pour habitude de demander à ses enfants de lui jouer de la musique pour s'endormir. Un soir, c'est son deuxième fils, Carl Philipp Emanuel, qui s'y colle. Pour lui, c'est un peu la corvée du soir. Il improvise quelques notes et, tout à coup, au bout du troisième accord, le fils entend son père qui ronfle. La mission remplie, il se lève et se sauve pour jouer au baby-foot avec ses potes. Le souci, c'est qu'il n'a pas fini la mélodie. Quand il arrête de la jouer, il laisse un accord de septième suspendu, c'est-à-dire que la partition n'est pas encore résolue. Cette tension musicale tire Jean-Seb de son sommeil. Bach file

* Il est intervenu dans le cadre de l'émission « Stop à la fatigue, retrouvons la forme ! »

au clavecin, il conclut l'accord et retourne se coucher. Ainsi naquit cette mélodie dont la plus belle interprétation reste encore celle de Glenn Gould. A écouter sans modération si vous souhaitez vous endormir et partir loin dans vos rêves.

BONSOIR, BONNE NUIT DE JOHANNES BRAHMS

Plongeons-nous maintenant dans l'histoire de la plus célèbre des berceuses. La mélodie universelle qui sort de toutes les boîtes à musique pour enfants. Guten Abend, gute Nacht, entendez *Bonsoir, bonne nuit*, du célèbre pianiste allemand : Johannes Brahms. Un air qu'il compose pour l'enfant d'une femme dont il est éperdument amoureux, mais dont il n'est pas le père. Revenons à la genèse de cette mélodie. Le jeune Brahms a 25 ans, il est beau gosse, c'est une rock star à la renommée internationale et il est surtout raide dingue d'une certaine Bertha. Elle a 17 ans, c'est une jeune femme de bonne famille. Ils vivent tous les deux une folle histoire d'amour. Mais l'idylle tourne court. Brahms veut épouser sa bien-aimée. Hélas les parents de Bertha ne voient pas cette union d'un bon œil et enjoignent à leur fille de revenir à Vienne pour lui présenter un bien meilleur parti. À cette époque, personne ne voulait confier sa fille à un vulgaire intermittent du spectacle. Bertha va donc se marier à un autre, mais Brahms continue de l'aimer. Les deux amants maudits poursuivent une correspondance platonique. Quelques années plus tard, en 1868, quand Bertha accouche de son deuxième enfant, elle se plaint auprès de Brahms qu'elle a des difficultés à endormir son nouveau-né. Le pianiste décide alors de composer une berceuse pour cet enfant qui n'est pas le sien. C'est beau ce qu'on peut faire par amour.

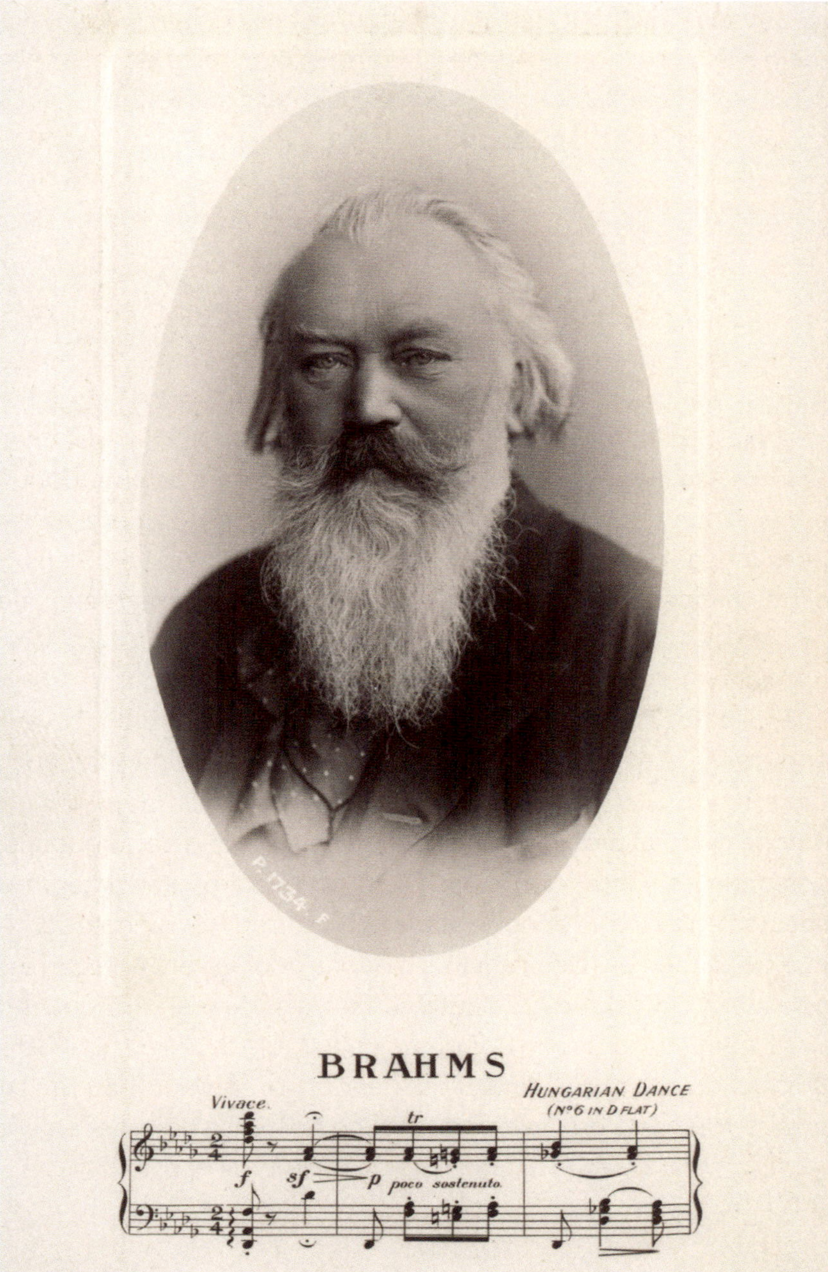
P. 1734. F
BRAHMS
HUNGARIAN DANCE
(N°6 IN D FLAT)
Vivace.
tr
f
sf
p poco sostenuto.

3

LES ENNEMIS DU SOMMEIL

La fatigue psychologique

Je suis sûr que vous êtes comme moi : il y a des matins où vous vous levez épuisé en vous disant que vous n'arriverez jamais à tout faire en une seule et même journée de 24 heures.

Nous sommes fatigués. Et bien plus qu'hier. Mais qu'est-ce qui a changé ?

La fatigue physique a laissé place à un terrible variant qu'on appelle la fatigue psychologique.

Oh qu'elle est loin la douce fatigue de nos aïeux, celle des valeureux chasseurs qui rapportaient le gibier à la sueur de leur front, celle de nos modestes paysans qui récoltaient le blé à mains nues. Je peux vous dire qu'après pareil sacerdoce, ça ronflait sec dans les chaumières. Mais de nos jours, cette fatigue physique est en voie d'extinction. Désormais, on ne bouge plus assez. On reste chez soi toute la journée pour télétravailler, on prend sa voiture pour aller faire ses courses. Ce ne sont plus nos bras ou nos jambes que nous épuisons, mais notre cerveau qui est en surchauffe. Loin de nous reposer, cette vie à moindre mouvement a rendu nos nuits agitées. Impossible de trouver le sommeil quand vient l'heure du coucher. Un fléau accentué par le fait que nous portons trop de casquettes au quotidien. Vous voyez de quoi je parle ?

Aujourd'hui, on doit tout à la fois être expert en informatique, chef trois étoiles à domicile, prof de français pour les devoirs des gosses, tuteur de ses proches vieillissants, assistant social de sa moitié, meilleur employé de l'année, etc. Pire. Nous n'avons plus le droit de dire : « Je ne sais pas. », « Il faut que je me repose. », « Foutez-moi la paix ! ». Nous sommes dans un monde où tout s'accélère. Un monde de la perfection et de la réussite permanente qui nous épuise. Un monde surconnecté qui nous abreuve d'informations du matin au soir.

Ainsi s'accumule fatigue décisionnelle, réactionnelle, nerveuse et émotionnelle. Avec un tel casier, comment voulez-vous avoir la tête vide en allant vous coucher ?

Je vous propose donc de faire une pause. Et si on prenait du temps pour se détendre ? Et si on acceptait d'avouer qu'on est fatigué ? Et si on prenait enfin conscience que cette vie à mille à l'heure est responsable de nos insomnies chroniques.

Il est temps d'en finir avec tous les ennemis contemporains de notre sommeil, qui nous épuisent quotidiennement. J'accuse : la fatigue informationnelle de nos écrans (chapitre 9), le stress chronique de nos vies modernes (chapitre 10), la charge mentale des femmes (chapitre 11), les somnolences diurnes (chapitre 12) ou encore les redoutables ronflements de votre conjoint (chapitre 13).

Dans cette nouvelle partie, nous allons vous aider à triompher de la fatigue psychologique.

CHAPITRE

Le fléau des lumières artificielles

9

Les lumières artificielles font partie de notre vie. Impossible de vivre sans. Cela nous ramènerait à l'âge de pierre. Hélas, cet éclairage, qui ressemble à s'y méprendre à la lumière du jour, crée un jet-lag au moment du coucher. Heureusement, nous allons vous éclairer sur le chemin du sommeil.

La lumière bleue : l'ennemi public numéro 1 de notre sommeil

Depuis toujours, l'alternance du jour et de la nuit apporte des informations à notre cerveau sur le temps qui passe. C'est ce rythme lumineux qui est le principal vecteur d'information pour notre horloge biologique. Quand le soleil se lève, la lumière du jour signale à notre organisme qu'il est temps de sécréter du cortisol, l'hormone de l'éveil, pour nous mettre debout. À l'inverse, quand le soleil se couche, l'obscurité prévient notre corps qu'il faut produire davantage de mélatonine, l'hormone du sommeil. C'est donc cette alternance jour/nuit qui rythme nos phases d'éveil et de repos.

Jusqu'ici tout va bien. Mais, dans nos sociétés modernes, notre horloge biologique est en permanence trompée par l'éclairage artificiel et la lumière bleue émise par ces lumières modernes. Une lumière bleue qui reproduit à l'identique la lumière du soleil. Cette lumière bleue agit comme un trompe-soleil en envoyant une fausse information à notre cerveau qui pense qu'il fait encore jour. Conséquence, la production de mélatonine chute, et c'est l'insomnie.

Le souci, c'est que cette lumière bleue est partout. Elle est émise par les écrans de nos tablettes, de nos smartphones ou de nos téléviseurs, mais aussi par nos ampoules modernes. Les fameuses LED. Certes, ces ampoules sont plus écologiques que leurs ancêtres, les ampoules à incandescence, hélas, elles émettent de la lumière bleue.

Toutes ces lumières artificielles de nos lampes de chevet, des lampadaires de nos villes et de nos écrans dérèglent notre organisme et nous maintiennent en éveil. En matière de sommeil, on peut donc affirmer que c'était bien mieux avant. D'ailleurs, en 200 ans de lumière artificielle, notre horloge biologique s'est décalée de trois fuseaux horaires vers l'ouest. Pour faire court, quand, après une soirée éclairée par les lumières bleues, vous vous mettez au lit à 23 heures, pour votre organisme, il est 20 heures. Forcément, le marchand de sable est à la bourre et vous ne parvenez pas à trouver le sommeil.

Un mal que ne connaissent pas certains villageois d'Amazonie qui s'éclairent encore à la bougie. Dans ces villages sans électricité, les habitants dorment en moyenne 1 heure de plus que dans les villes voisines éclairées artificiellement.

Le protocole anti-lumière bleue de Sylvie Chokron

Notre sauveuse, la neuropsychologue et directrice de recherche au CNRS, Sylvie Chokron*, nous a livré, sur le plateau de *Bel & Bien*, son protocole pour mettre les lumières artificielles à distance de nos vies et préserver ainsi la qualité de notre sommeil.

CHANGEZ VOS AMPOULES

Qui a envie de s'éclairer à la bougie ? Personne ! Pour autant, il existe des solutions pour réduire le pouvoir des nuisances de nos lampes sur notre sommeil.

---

* Retrouvez le dernier livre de Sylvie Chokron : *Dans le cerveau de...* aux éditions Presses de la cité.

On réserve les LED, ces ampoules qui émettent de la lumière bleue, aux pièces d'éveil de son appartement, là où on a besoin d'être stimulé comme dans sa cuisine ou dans son bureau. En revanche, pour les endroits destinés à la détente et au sommeil, comme la chambre à coucher, on privilégie des ampoules à colorations rouge ou orangée. Ces tons rappellent ceux qu'on trouve dans l'environnement naturel quand le soleil vient à se coucher. Idéal pour créer une ambiance apaisante et favorable à l'endormissement. Ces ampoules se trouvent facilement dans le commerce. Pour joindre l'utile à l'agréable, vous pouvez aussi opter pour des lampes de sel de l'Himalaya sur votre table de chevet. Cocooning garanti.

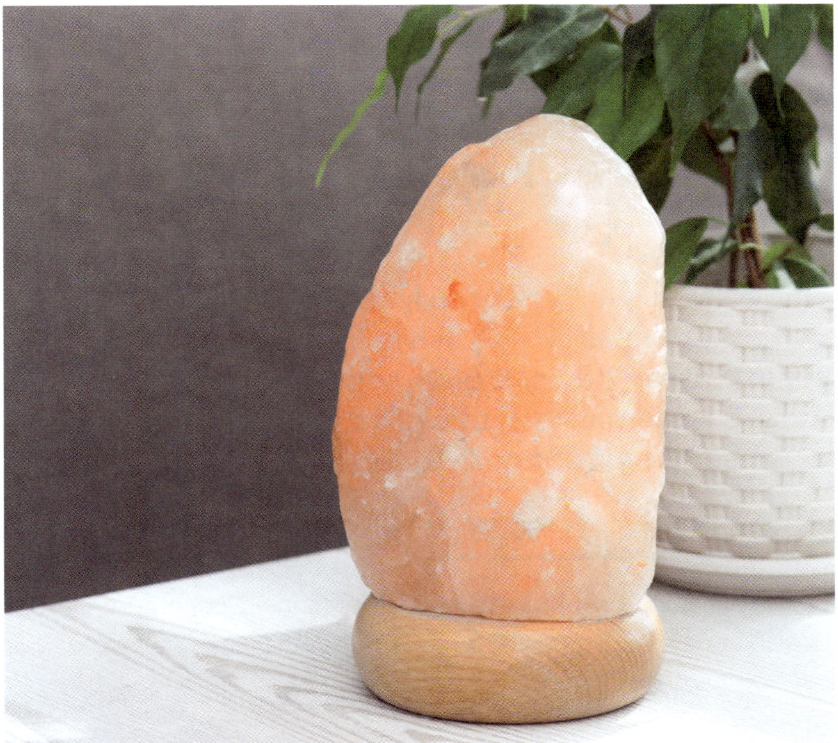

INSTAUREZ UN COUVRE-FEU DIGITAL

Toute la communauté scientifique s'accorde pour réclamer un grand plan d'action contre les écrans. Une étude a démontré que les gens qui s'endorment devant leur télé ou leur tablette font plus de cauchemars, ont un sommeil plus léger et une durée de repos plus courte. Et ça ne concerne pas que les enfants. Nous autres adultes sommes loin d'être exemplaires en la matière. Mais, là aussi, on peut agir pour un monde meilleur.

Premièrement : aucun écran dans la chambre à coucher. On laisse la tablette sur le canapé, le téléphone en charge dans la cuisine et on remet la télé sur le meuble du salon.

Ensuite, on baisse la luminosité des appareils numériques. Mieux encore, on installe des filtres de protection anti-lumière bleue sur tous les écrans. Pour les travailleurs du soir contraints de pianoter sur leur ordi avant d'aller au lit, vous pouvez aussi porter des lunettes équipées de verres filtrants.

Reste maintenant à instaurer un couvre-feu digital. L'idée n'est pas de se priver de sa série préférée, mais simplement d'arrêter les écrans 2 heures avant d'aller au lit. Profitez de ces moments de détente pour lire, discuter, faire l'amour. Adonnez-vous à des activités peu stimulantes. Votre repos n'en sera que meilleur.

Autre argument pour achever de vous convaincre : nos appareils numériques sont extrêmement polluants. La consommation d'électricité de nos écrans est la première source d'émission de particules fines dans l'air de nos maisons. Nos intérieurs sont parfois bien plus pollués que l'air extérieur à cause de nos objets électroniques.

Pollution et sommeil perturbé, c'est la double peine des écrans dans la chambre à coucher.

STOP À LA FATIGUE INFORMATIONNELLE

À cause de notre smartphone, nous sommes en permanence sollicités par un flot de messages et d'informations, pour la plupart anxiogènes. Le premier conseil à appliquer quand on est fatigué est de désactiver les notifications de son téléphone portable. C'est le meilleur moyen de débrancher son cerveau et d'éviter la fatigue informationnelle à l'heure du coucher.

C'est l'un des grands dangers des mobiles. Ils saisissent en permanence notre attention. Vous essayez de lire un livre pour vous endormir et vous êtes interrompu une dizaine de fois par les notifications de vos réseaux sociaux. Résultat, vous retardez l'heure de votre endormissement. C'est à se demander qui tient qui ? Est-ce votre main qui tient votre smartphone ou l'inverse?

Morale de cette histoire : pas de téléphone dans la chambre ou sinon en mode avion, destination le pays des rêves.

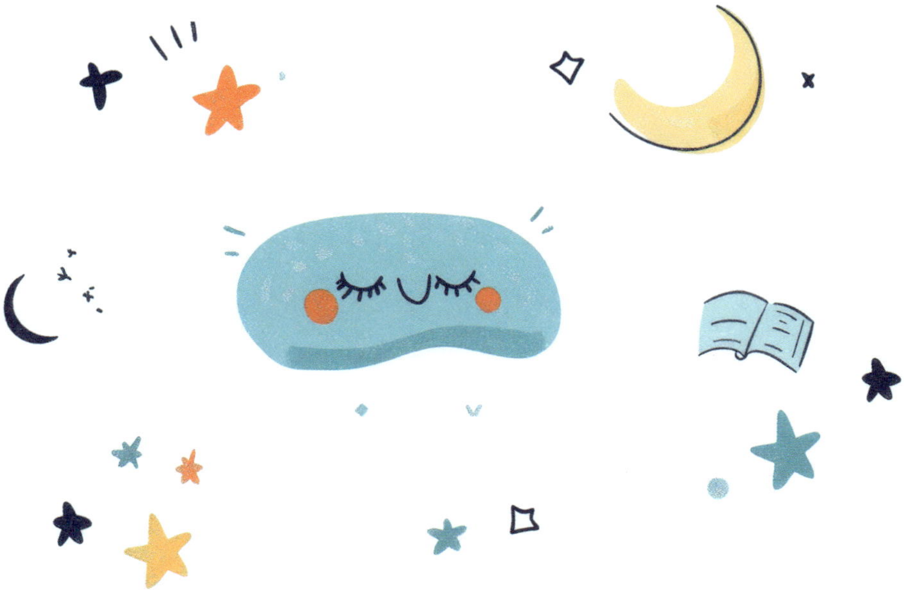

CHAPITRE

La lutte antistress

10

Tiens donc, le revoilà. Le stress. Décidément, il nous en cause du tort celui-là. Et sans grande surprise, je vous annonce que le stress a un énorme impact sur la qualité de notre sommeil, car il est intimement lié à cette hormone de l'éveil dont on a déjà beaucoup parlé et qu'on appelle le cortisol. L'équation est simple :

plus de stress = plus de cortisol
= moins de sommeil.

Mais rien n'est perdu...

Le stress et le sommeil : une relation intime

Pour tout comprendre de cette relation conflictuelle entre le stress et le sommeil, revenons quelques pages en arrière. Pour s'endormir, le cortisol qui nous maintient éveillés chute et laisse place à la mélatonine, l'hormone du sommeil. Quand on est anxieux, le taux de cortisol, qui est aussi l'hormone du stress, peine à baisser et on compte les moutons par centaines.

Mais le mal ne s'arrête pas là. Une fois que vous vous êtes endormi, ne criez pas victoire trop vite. Souvenez-vous, une bonne nuit se compose de plusieurs cycles de sommeil de 90 minutes. À la fin de chaque cycle, on connaît une phase de micro-réveil. Quand on est apaisé, on ne s'en rend même pas compte. On accroche un nouveau wagon. On repart pour un nouveau cycle, et ainsi de suite jusqu'au petit matin. Quand on est stressé, ce mécanisme s'enraye. Le taux de cortisol est tel que le micro-réveil peut devenir un réveil nocturne avec de grandes difficultés à se rendormir. Et c'est l'insomnie.

L'hypocondrie du sommeil

Revoilà notre psychiatre et psychothérapeute du bonheur, Christophe André*, qui nous a alertés sur le plateau à propos d'une spirale infernale à l'origine de nos insomnies qu'on appelle l'hypocondrie du sommeil. Rassurez-vous, ça se soigne !

---

* Il s'agissait de l'émission « Dormir comme un bébé, mode d'emploi ».

STRESS ET SOMMEIL : UN CERCLE VICIEUX

Un facteur essentiel vient compliquer encore un peu plus cette douloureuse relation entre le stress et le sommeil. Son nom : l'hypocondrie du sommeil. Cela concerne les personnes qui souffrent tellement de ne pas dormir qu'elles finissent par craindre le moment du coucher. Un phénomène qui touche surtout les personnes anxieuses. La nuit, on s'inquiète parce qu'on est inactif, immobile dans le noir. On n'a rien d'autre à faire que cogiter et on a peur de ne pas trouver le sommeil. Ne vous laissez pas embarquer par cette idée. N'oubliez pas que, si on peine à s'endormir, mieux vaut être éveillé et apaisé, qu'éveillé et énervé. Tôt ou tard, le train du sommeil reviendra. Si on se met au lit à heure fixe en se disant qu'on ne cherche pas à dormir, qu'on cherche juste à se reposer les yeux fermés, en respirant profondément, on finit toujours par y arriver.
Moi-même, il m'arrive de veiller tard la nuit, les yeux ouverts dans mon lit. J'ai alors appris à accueillir mes insomnies et voici ce que je me dis dans mon lit :

« Parfois le sommeil tarde à venir, parfois je me réveille au milieu de la nuit. Alors je respire et je souris. Je prends le temps d'observer comment le sourire prend naissance et chemine en moi. Je souris à ce qui est là, à l'insomnie et à la vie. Je souris à toute mon existence, à ce mélange de grandes belles choses et de petits trucs qui grattent, qui stressent, qui dérangent, qui irritent, qui agacent, qui inquiètent et qui, parfois, désespèrent. J'aime sourire dans le noir, en respirant doucement, en observant les vagues de mes peurs s'écraser sur la plage de ma conscience. Reculer. Revenir et s'écraser encore ».

MIEUX PERCEVOIR SON SOMMEIL POUR MIEUX DORMIR

Une autre erreur que nous sommes nombreux à commettre et qui accentue l'hypocondrie du sommeil, c'est de nous focaliser sur une nuit de la semaine et plus spécifiquement sur la plus mauvaise. Il faut regarder la durée et la qualité de notre sommeil dans le temps. Ne pas garder en tête le souvenir désagréable de la dernière nuit qu'on vient de passer. Il faut prendre du recul et se dire : « Cette semaine, j'ai eu deux bonnes nuits, une très mauvaise et deux moyennes. » Les gens qui font cet exercice se mettent moins de pression en allant au lit et dorment bien mieux. Pour moi, c'est important de déculpabiliser les personnes en leur rappelant que ce n'est pas normal de dormir tout le temps de la même façon.

Autre écueil, 75% des gens perçoivent mal leur sommeil. De nombreuses études l'ont prouvé. Les bons dormeurs surestiment leur durée de repos. Quand ils dorment 6 heures et 50 minutes, ils pensent avoir dormi 7 heures et 10 minutes. Un différentiel de 20 minutes entre le sommeil ressenti et la réalité. À l'inverse, les mauvais dormeurs indiquent avoir dormi 4 heures quand ils ont roupillé pendant 6 heures et 50 minutes. Voilà un aspect essentiel du problème. Pour améliorer sa qualité de sommeil, il faut améliorer la perception qu'on en a. Ainsi, vous allez arrêter de devenir dingue et de stresser à l'idée d'aller vous coucher. Vos nuits n'en seront que plus belles.

QUAND LA TECHNOLOGIE VOUS AIDE À MIEUX CONNAÎTRE VOTRE SOMMEIL

Facile à dire, mais comment mieux percevoir son sommeil ? Cette fois, la technologie est d'une grande aide. Certaines montres ou bracelets connectés mesurent votre fréquence cardiaque, vos mouvements et l'oxygénation du sang pendant la nuit afin de déterminer la durée et la qualité de votre repos. Ces outils vous informent sur les temps cumulés de vos cycles de sommeil profond. Vous saurez à la fois combien d'heures vous avez dormi et si votre sommeil a bien été réparateur. Cela peut vous alerter sur les risques de somnolence à venir pendant la journée, vous aider à savoir si vous avez fait de l'apnée du sommeil pendant la nuit ou encore mettre en lumière certaines mauvaises habitudes à changer pour mieux dormir comme une consommation excessive d'alcool. Faute de montres ou de bracelets connectés, certaines applications pour smartphone peuvent aussi vous donner les informations nécessaires pour connaître la réalité de votre sommeil et les gestes sains à adopter pour le préserver.

La méditation : l'arme anti-insomnie

Pour en finir avec le stress et les ruminations responsables des insomnies, on retrouve le psychiatre le plus zen de France, Christophe André*, qui nous a proposé sa solution miracle sur le plateau : la méditation. Toutes les études montrent que se recentrer sur son corps et sa respiration est un formidable facilitant du sommeil à pratiquer à toute heure de la nuit et même du jour. Laissez-vous tenter...

* Il intervenait dans l'émission « Dormir comme un bébé, mode d'emploi ».

LA MÉDITATION EN JOURNÉE

Pour beaucoup de gens, il faudrait que le sommeil tombe du ciel quand on se met au lit. Et si on n'y arrive pas, on prend un médicament. Ce qu'il faut comprendre, c'est que, le sommeil, ça se prépare aussi dans la journée. On va essayer de ne pas faire monter le curseur du stress trop haut. La méditation, ça se pratique à tout moment. Ce n'est pas qu'à l'heure du coucher. Et pour y arriver, il y a des routines simples à adopter. Par exemple, faites comme les fumeurs avec leur pause clope, instaurez des temps calmes où vous allez vous aérer l'esprit. Prenez 5 à 10 minutes juste à être là, dans l'instant présent, à respirer, à regarder passer les nuages sans être sur vos écrans. Il faut apprendre à « faire rien ». C'est différent de « ne rien faire ». La distinction est capitale. Ne rien faire, c'est passif, faire rien, c'est actif. Ces gestes antistress diurnes sont de très bons préparateurs de votre prochaine nuit de sommeil.

MÉDITEZ À L'HEURE DU COUCHER

À l'approche de la nuit, on se prépare au sommeil. On a déjà évoqué le fait d'oublier les écrans 2 heures avant le coucher et de s'adonner à des activités peu stimulantes pour le cerveau, comme la lecture. Une fois dans votre lit, il se peut que le sommeil ne vienne pas tout de suite. S'endormir est un moment sensible. Un moment délicieux quand on sent le sommeil s'approcher et douloureux quand il ne vient pas. Pour bien dormir, il faut d'abord mettre les soucis et les inquiétudes à distance. Une technique consiste à écrire sur papier la liste des choses sur lesquelles on doit revenir le matin avant d'aller se coucher. Ainsi, vous vous débarrasserez peut-être de vos pensées parasites. Et, si ça ne fonctionne toujours pas, pourquoi ne pas essayer une séance de méditation guidée qui va vous conduire tout droit dans les bras de Morphée.

LA SÉANCE DE MÉDITATION GUIDÉE

Vous êtes allongé sur votre lit, dans la position qui vous plaît. Vous allez maintenant travailler à ouvrir votre esprit à tout ce qui n'est pas une pensée. Ne cherchez pas à chasser les pensées et les soucis, contentez-vous de ne pas les suivre, de ne pas les alimenter. Puis, tournez votre esprit vers votre souffle, vers la conscience de votre souffle. Respirez tranquillement. Inspirez lentement puis expirez profondément. Assurez-vous que tout votre corps respire, que la respiration passe par le nez, la gorge, et la poitrine. Détendez-vous et relâchez vos muscles. Répétez-vous maintenant des phrases simples et rassurantes : « C'est bon, tout va bien, tu t'occuperas de tes soucis demain. » Il est temps de visualiser un paysage ou un visage apaisant. Un endroit qui vous calme et vous ressource. Un visage familier qui vous réconforte. Associez cette image qui vous fait du bien à votre respiration. À chaque inspiration, c'est comme si vous inspiriez tout l'apaisement, tout le calme qui émane de cette personne, de cet endroit. Comme si vous faisiez entrer ce calme en vous. Et à chaque expiration, c'est comme si vous disiez merci à la personne. Merci à cet endroit. Merci à la vie. Le train du sommeil arrive...

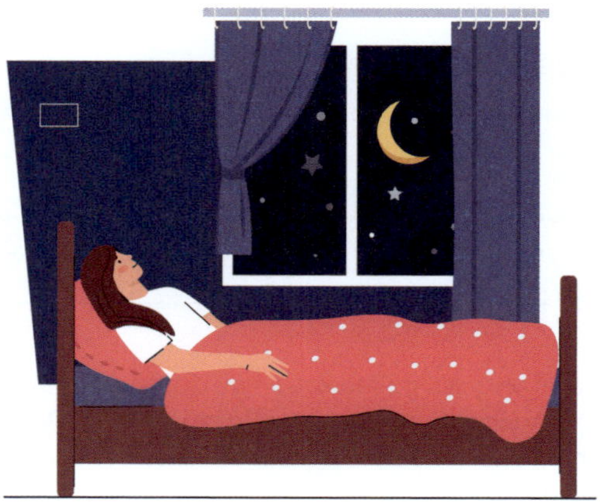

Le crash-test des techniques de relaxation anti-insomnie

On passe au crash-test des techniques antistress méditatives qui, d'après ce qu'on dit, seraient capables de vous endormir en un rien de temps. Dans *Bel & Bien*, le docteur spécialiste de l'hypnose, Adrian Chaboche*, a accepté d'évaluer leur réelle efficacité.

LE SCAN CORPOREL

Le scan corporel, ou balayage corporel, est une technique de méditation en pleine conscience qui consiste à focaliser son attention sur toutes les parties de son corps en partant des pieds et en remontant progressivement jusqu'à la tête. Chaque séance se décompose en plusieurs étapes :

- On s'installe confortablement sur le dos, les bras le long du corps, puis on ferme les yeux.
- On se concentre sur sa respiration en observant les mouvements de son ventre et de sa poitrine à chaque inspiration et expiration.
- On déplace son attention sur chaque partie de son corps en remontant progressivement des pieds à la tête, en passant par les jambes, le bassin, le dos, l'abdomen, la poitrine, les mains et le cou. À chaque fois, on s'attarde sur les sensations, la température, la texture des vêtements ou encore le contact avec la peau. On accueille ses sensations, on les observe sans jugement.
- Une fois arrivé à la tête, on prend quelques instants pour ressentir

---

* Pour vous initier aux techniques de relaxation du docteur Adrian Chaboche, procurez-vous son livre coécrit avec Lauriane Bordenave, *L'autohypnose, comment faire de son inconscient un allié pour sa santé et son bien-être* aux éditions Josette Lyon.

10

son corps dans son ensemble.

Exercice validé à 100 % par notre expert. Le scan corporel est facile à mettre en place et ne nécessite aucun entraînement. Vous n'avez pas besoin d'être un maître yogi pour l'essayer. Il est très efficace pour vous endormir, et surtout pour vous rendormir en cas de réveils nocturnes. Si vous êtes tiré de votre sommeil en pleine nuit, restez dans votre lit et faites un balayage corporel, vous dormirez avant même de scanner votre tête. De plus, en entraînant votre esprit à se concentrer sur les sensations corporelles, vous améliorez votre concentration et votre attention au quotidien.

LA COHÉRENCE CARDIAQUE

La cohérence cardiaque est la discipline reine des techniques de respiration pour gérer son stress. Il s'agit d'une respiration lente et profonde qui apaise notre système nerveux pour plus de calme et de sérénité. Pour y arriver, il faut respecter la règle du 365 :
- 3 fois par jour ;
- 6 respirations par minute ;
- pendant 5 minutes.

Concrètement : une inspiration de 5 secondes, une expiration de 5 secondes, soit six respirations par minute, et ça pendant 5 minutes. De nombreuses applications et vidéos vous aident à maintenir ce rythme propice à l'apaisement et donc à l'endormissement. Le support le plus connu est celui de la célèbre boule bleue qui monte et qui descend, et que vous pouvez trouver en quelques clics sur Internet.

On ne peut que valider cette technique de respiration anti-insomnie. Dans l'organisme, les fonctions respiratoires et cardiaques sont couplées. Les variations de la respiration influencent notre rythme cardiaque. En respirant lentement, profondément et en rythme, le cœur se calme, la pression artérielle baisse et le niveau de stress chute. Si vous vous endormez difficilement à cause de vos ruminations, une séance de cohérence cardiaque suffit à vous vider la tête et à vous détendre pour accueillir le sommeil.

L'HYPNOSE

Qui n'a jamais vécu l'expérience de s'assoupir dans les transports tout en étant attentif aux noms des stations ? Voilà ce qu'on appelle l'état hypnotique. Un état de conscience modifié entre la veille et le sommeil qui permet à chacun d'atteindre une concentration intense et une relaxation profonde, tout en restant pleinement conscient. Dans cet état, l'esprit est plus réceptif aux suggestions, ce qui permet de traiter divers symptômes, et notamment les troubles du sommeil en modifiant les pensées négatives et en faisant baisser le niveau de stress. On peut induire soi-même cet état sans être guidé par un praticien. Seul dans son lit, on peut ainsi pratiquer l'autohypnose pour vaincre ses insomnies.

Pour Adrian Chaboche, grand spécialiste de la discipline, l'hypnose est assurément l'un des grands alliés du sommeil. Elle se révèle très efficace dans la réduction des insomnies liées au stress en mettant en veille certaines régions du cerveau. Cette approche permet de calmer les pensées intrusives et de créer un environnement propice à un sommeil réparateur. Au début, les exercices d'autohypnose ne sont pas évidents, mais on peut y arriver très vite avec un peu d'entraînement. Pour cela, il faut suivre une série d'exercices à répéter les uns après les autres jusqu'à ce qu'ils deviennent familiers. Formez-vous auprès d'un spécialiste de l'hypnose médicale. Il y aura un avant et un après pour vos nuits.

L'ASMR

Ces quelques lettres ne vous disent sûrement rien, et pourtant c'est la troisième recherche mondiale sur Google. Il s'agit d'un sigle anglais qu'on pourrait traduire par « réponse sensorielle autonome culminante ». Cela désigne des vidéos bien-être aux millions de vues qui peuvent durer des heures et dans lesquelles on écoute des bruits du quotidien censés nous apaiser au moment du coucher. Parmi ces sons du bonheur : des chuchotements, des brosses à cheveux qu'on gratte, des éponges qu'on frotte, des scratchs qu'on arrache, des micros qu'on caresse, des ongles qu'on tapote, du papier à bulles qu'on éclate ou encore une feuille qu'on froisse…

L'imagination est sans limite quand il faut créer ces petits bruitages susceptibles de vous endormir. Chez les adeptes de l'ASMR, ce phénomène sensoriel se caractérise par une sensation de frissons et de picotements agréables sur le cuir chevelu, la nuque et le dos en réponse à ces drôles de stimuli auditifs que vous pouvez trouver à foison sur Internet.

Sur le sujet de l'ASMR, Adrian Chaboche est plutôt divisé. Si certaines études ont déjà prouvé que l'écoute de sons agréables a le pouvoir de réduire le stress, rien n'a encore été démontré pour ce qui est de l'ASMR, même si ses effets intéressent grandement la communauté scientifique. On peut aussi penser que la focalisation de la pensée sur des bruits du quotidien familiers et rassurants est susceptible d'engendrer un sentiment de plaisir activant la sécrétion de la sérotonine, le neurotransmetteur de la sérénité. Le bémol : on n'est pas tous réceptifs à l'ASMR, certains vont atteindre un état d'extase total à l'écoute d'un son, quand d'autres vont être victimes de misophonie. Pour ceux qui trouvent l'ASMR bénéfique, elle reste une méthode non invasive qui peut favoriser un meilleur sommeil. Alors pourquoi pas ? Ça ne peut pas faire de mal, si on ne reste pas le nez scotché sur son écran en écoutant ces drôles de vidéos.

LA POCHE GLACÉE

D'après Frankie Simmons, une influenceuse américaine de 25 ans victime d'insomnies, sa vie nocturne a changé le jour où elle a découvert qu'en plaçant une poche de glaçons sur sa poitrine pendant 15 minutes pour réguler son nerf vague, le nerf le plus long du système nerveux, elle s'endormait dans les plus brefs délais. Abracadabra. Sa technique est devenue virale sur les réseaux sociaux et a été adoptée par des millions de jeunes Américaines.

Il n'est pas question ici de jouer au vieux réac. On peut trouver de bonnes idées sur Internet et, entre nous, celle-ci en fait partie. Le fait de mettre du froid sur la poitrine va activer le système vagal. Cela va entraîner la libération de neurotransmetteurs qui vont favoriser une respiration plus ample et plus propice à la relaxation. Mais ce n'est pas tout. En mettant des glaçons sur votre torse, ou en les posant partout ailleurs, que ce soit sur le bras ou sur le cou, votre température corporelle va chuter. Cette baisse, c'est le signal attendu par votre cerveau pour libérer la mélatonine, l'hormone du sommeil. Cette technique est donc bénéfique à bien des égards en diminuant à la fois le stress et la température interne. Double effet gagnant pour votre sommeil.

CHAPITRE

Les femmes et le sommeil : une histoire d'amour compliquée

11

Selon l'IFOP, les troubles du sommeil sont beaucoup plus répandus chez les femmes que chez les hommes. 71 % contre 60 %. Une énième injustice de genre dont les causes sont multiples. J'accuse deux grands coupables : les hormones et la charge mentale. Un cocktail explosif à l'origine de trop nombreuses insomnies féminines.

La charge mentale : un poison pour le sommeil des femmes

La charge mentale ! Cette pression, source de stress, pèse sur les épaules des femmes qui culpabilisent, s'épuisent et frôlent le burn out à force de penser à tout et tout le temps. Aurélia Schneider*, psychiatre spécialisée dans les thérapies comportementales et cognitives, est revenue dans l'émission sur ce fléau qui trouble le sommeil des femmes. Elle nous explique comment alléger cette charge au quotidien pour mieux dormir. Mesdames, on lâche du lest...

EN FINIR AVEC LA CHARGE MENTALE !

Vous avez la vaisselle à faire, le linge à plier, les impôts à payer, le maillot à épiler, une réunion Zoom avec le boss et, dans 1 heure, il faut déjà aller chercher les enfants à l'école. Vous avez en permanence à l'esprit des *to-do lists* sans fin et, même quand vous n'êtes pas en train d'exécuter vos tâches quotidiennes, votre cerveau y pense constamment. C'est ce qu'on appelle la charge mentale. Cette charge mentale existe aussi chez une femme au foyer qui gère à la fois les problèmes de voiture, de baby-sitter, de factures alors qu'elle doit emmener son enfant faire son vaccin chez le toubib.

Cette notion de « charge mentale » est née dans les années 80 avec la sociologue française Monique Haicault, qui la décrit comme l'esprit d'une femme qui travaille et gère son foyer en s'occupant mentalement du devoir d'organisation. Un travail de l'ombre per-

---

*Si vous souhaitez en savoir plus, allez voir son livre *La Charge mentale des femmes... et celle des hommes*, aux éditions Larousse.

manent et épuisant qui consiste à penser à tout et tout le temps. Et le conjoint dans tout ça ? Il se voit comme un simple exécutant. Aujourd'hui encore, même si Monsieur commence enfin à passer l'aspirateur et à prendre sa part du sale boulot, c'est encore la femme qui (dans la plupart des cas) rappelle tout à son chéri et qui tient l'agenda. Au rythme où vont les choses, il faudrait des siècles pour arriver à un partage égal des tâches au sein du foyer.

Les conséquences de cette surcharge mentale sont dangereuses pour la santé des femmes. Sans surprise, c'est leur sommeil qui en pâtit. À cause du stress que cette organisation occasionne, les femmes se couchent anxieuses et ruminent en pensant aux tâches qu'elles ont à faire : celles qu'elles pensent avoir mal faites, celles qu'elles ont oublié de faire et celles du lendemain qui leur restent à accomplir. Résultat, elles s'endorment tard, ruminent, souffrent de réveils nocturnes, se lèvent fatiguées et s'épuisent une fois debout à cause de leur triple casquette de mère, d'amante et de travailleuse. En tirant trop sur la ficelle, certaines se retrouvent même en situation de burn out et ne sont plus capables de faire quoi que ce soit. Mais il existe des solutions pour se décharger au quotidien.

CONSEIL N° 1 ANTI-CHARGE MENTALE : DEMANDER CE DONT ON A BESOIN

Qui ne demande rien n'a rien. La télépathie n'existe pas, surtout chez les hommes qui n'ont aucun intérêt à ce que les choses bougent. En fait, si vous avez besoin d'aide, il faut tout simplement la demander à votre chéri. Sous prétexte qu'on vit depuis plusieurs années avec son conjoint, on part du principe que l'autre devrait tout connaitre de nous. C'est faux. Il est primordial de le faire savoir. C'est valable pour des tâches relatives à la charge mentale, comme faire les courses ou étendre le linge, mais cela vaut aussi pour les demandes de cadeaux faites à ses proches aux anniversaires ou à la fête des Mères. Si on ne veut pas se voir offrir un nouvel aspirateur superpuissant, mieux vaut faire part de son envie de parfum. Plus sérieusement, il faut exprimer ce qu'on veut et ce dont on a besoin. Pour que le message soit reçu par votre moitié ou vos proches, demandez-le sous la forme de : « J'ai besoin que… », « Ça me rendrait service que tu… ». Cette communication verbale non violente sera bien mieux reçue que si vous le demandez sur le ton du « SORS LA POUBELLE ! ».

CONSEIL N° 2 ANTI-CHARGE MENTALE : HIÉRARCHISER VOS PRIORITÉS

Cet item très intéressant permet d'utiliser la technique élaborée par Aaron T. Beck, le père des thérapies comportementales et cognitives qu'on appelle la « décentration dans le temps ». Le concept est de se poser la question de l'importance d'avoir fait telle ou telle tâche dans 5 ans. Prenons l'exemple de la tâche quotidienne qui consiste à faire son lit au carré alors qu'on est à la bourre pour aller au travail. Que mettez-vous en haut de vos priorités ? La course contre le temps que vous allez subir toute la journée à cause de ces minutes passées à refaire votre lit vaut-elle vraiment le fait de rater votre train du matin ? Que vaut le plaisir de retrouver son lit bordé face à la contrariété d'arriver en retard au travail ?

À chacun de mettre en haut de sa *to-do list*, la chose qui lui semble la plus importante. On ne peut pas tout mettre en haut de la liste, sinon on s'épuise. On ne peut pas dire : « Je vais ranger toute la table du petit déjeuner, faire mon lit, repasser la robe de ma fille, la déposer à l'école et prendre mon tram pour aller au boulot. » En fait, il faut avoir sa petite liste avec ce qui passe en priorité. Pour le reste, pour toutes les tâches qui ne sont pas importantes, pour toutes celles dont on ne se souviendra même pas dans 5 ans : on les supprime de nos obligations quotidiennes.

CONSEIL N° 3 ANTI-CHARGE MENTALE : LUTTER CONTRE LE PERFECTIONNISME GÉNÉRALISÉ

Il faut en finir avec l'idée de la superwoman qui jongle avec le biberon, les courses et le travail. Je dis stop aux mythes de la mère parfaite, de la collaboratrice idéale, de la voisine adorable et de l'amante épanouie. On ne peut pas être parfait en tout. Pour comprendre cela, il faut arrêter de se comparer. Le perfectionnisme généralisé n'existe pas. Essayons déjà d'être parfaits dans un domaine. On choisit de mettre en avant quelque chose auquel on tient, mais, pour le reste, le mieux est l'ennemi du bien. Pour toutes les tâches qui ne nous passionnent pas, et elles sont nombreuses, faisons juste et bien sans chercher la perfection.

De petits exercices amusants permettent d'avancer doucement et d'atténuer sa charge mentale. D'ailleurs, Aurélia Schneider lance régulièrement des défis à ses patientes angoissées. Elle nous donne l'exemple de l'une d'entre elles qui était inquiète à l'idée de ne pas faire la plus belle présentation possible à son travail. Son défi : faire exprès de rajouter une coquille à son PowerPoint. Elle a accepté de se saboter, et personne n'a remarqué la faute présente dans le texte.

CONSEIL N° 4 ANTI-CHARGE MENTALE : PRENDRE DU TEMPS POUR SOI

Conseil bonus d'Aurélia Schneider. Si vous êtes une mère de famille active et débordée, commencez par mettre vos enfants deux fois par semaine à la cantine au lieu de leur préparer leur déjeuner du lundi au vendredi. Vous constaterez que la culpabilité va vite disparaître et vous pourrez prendre du temps pour vous dans la journée, que ce soit pour vous reposer ou vous faire du bien. Vous vous sentirez mieux et la fatigue va peu à peu s'estomper.

La ménopause, un cap difficile pour le sommeil

À la ménopause, on constate une baisse des hormones et du temps de sommeil. Les insomnies, un nouveau symptôme qui touche les femmes de plus de 50 ans, creusent encore un peu plus les inégalités de genre en ce qui concerne les temps de repos.

L'endocrinologue et diabétologue, Emmanuelle Lecornet-Sokol*, nous a expliqué comment lutter contre le bouleversement hormonal de la ménopause et ses bouffées de chaleur qui altèrent la qualité de votre sommeil.

LA FAUTE AUX HORMONES !

Au cœur de nos préoccupations à la ménopause, la baisse des hormones féminines. La progestérone d'abord. Elle est impliquée dans la régulation de l'humeur. Quand elle commence à chuter, on connaît plus de stress et d'anxiété. Rien de bon pour le sommeil et l'endormissement.

Les œstrogènes maintenant. Eux, ils jouent un rôle actif dans la régulation de la température corporelle. Hélas, on sait que le train du sommeil arrive quand la température corporelle diminue. Les bouffées de chaleur sont les ennemies majeures de notre sommeil à la ménopause.

* Pour tout savoir sur l'influence des variations hormonales sur la qualité de votre sommeil, un guide s'offre à vous : *Et si c'était hormonal* d'Emmanuelle Lecornet-Sokol, publié aux éditions Hachette bien-être.

Mais ça ne s'arrête pas là. Progestérone et œstrogènes sont également impliqués dans la production de mélatonine, le neurotransmetteur du sommeil. En diminuant, le sommeil se fragilise.

Pour toutes ces mauvaises raisons, à la ménopause, les nuits deviennent plus agitées avec de nombreux réveils nocturnes.

LES SOLUTIONS POUR MIEUX DORMIR À LA MÉNOPAUSE

Ce n'est pas pour autant une condamnation à mal dormir. La ménopause n'est pas une malédiction qui touche toutes les femmes. L'intensité de ses symptômes varie d'une personne à l'autre. Et surtout, ils ne sont pas éternels. Tôt ou tard, les bouffées de chaleur finiront par disparaître. En attendant cette libération, vous pouvez en atténuer les effets pour préserver votre sommeil. D'abord en choisissant une literie rafraîchissante avec des draps en coton ou en lin. Plus que jamais, veillez à dormir nue dans une chambre fraîche à 18°C.

La cryothérapie périnéale peut aussi constituer une aide précieuse. Il s'agit de glisser des poches de glace rafraîchissante dans votre culotte avant d'aller vous coucher pour faire chuter votre température corporelle.

Parmi les autres bons réflexes anti-bouffées de chaleur : essayez les infusions de sauge avant d'aller au lit. Ces nombreux bienfaits sur les troubles de la ménopause ont été validés par la science.

De façon plus pérenne, le traitement hormonal de la ménopause a prouvé ses effets sur la bonne sauvegarde de la qualité de votre repos.

Il existe donc des solutions pour une ménopause radieuse. Parlez-en avec votre médecin.

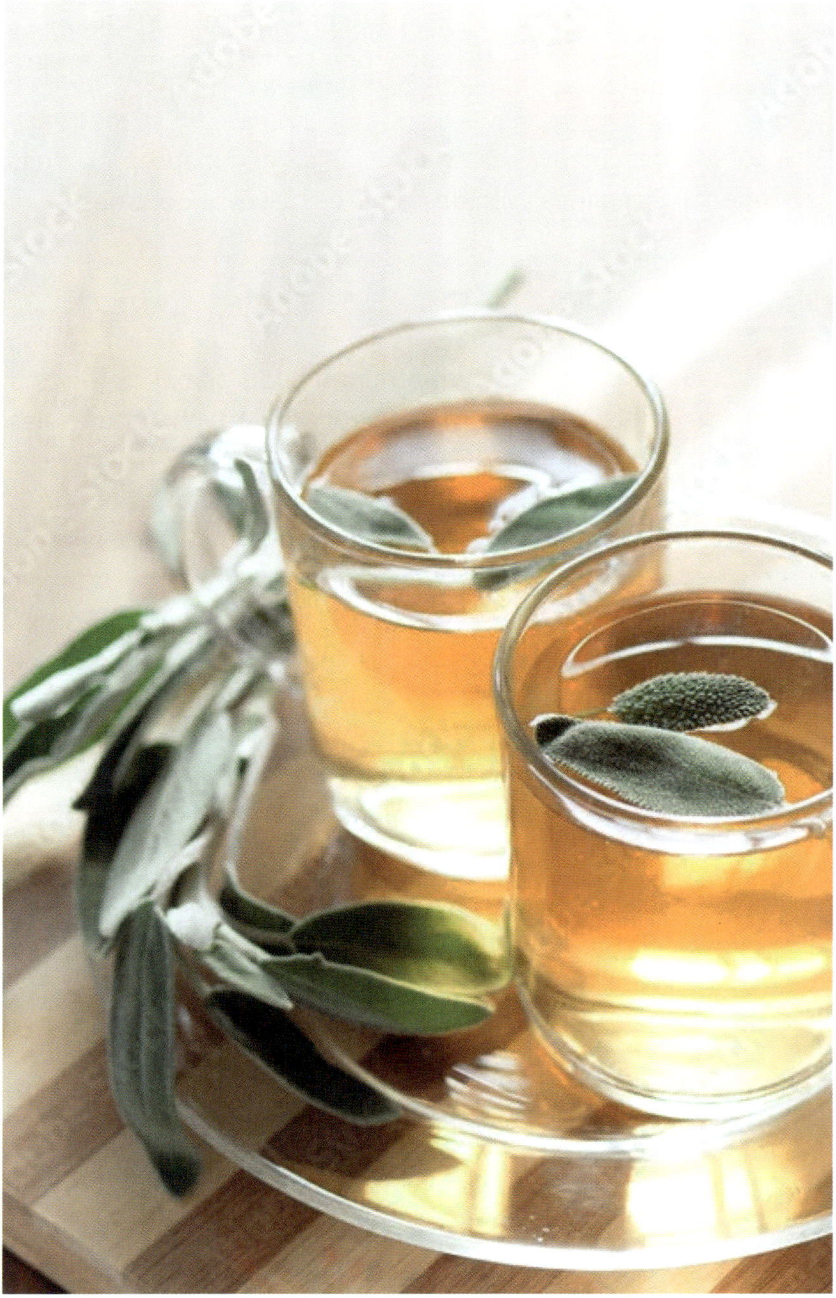

CHAPITRE

Les somnolences diurnes

12

Vous avez beau passer une bonne nuit de sommeil de 8 heures, et pourtant, vos réveils vous font souffrir et vous somnolez toute la journée. Vous avez tout essayé pour y remédier. Changer votre mode de vie, votre alimentation, vos horaires de lever et de coucher et jusqu'à à votre chéri... Rien n'y fait et cela vous exaspère. Vous n'êtes pas seul.e. On estime que 10 à 15 % des Français ont des difficultés à se maintenir éveillés et sont victimes de somnolences dans la journée. Explorons donc les deux causes principales qui en sont à l'origine :

- une alimentation transformée trop sucrée ;
- les redoutables apnées du sommeil.

Peut-être trouverez-vous ainsi l'origine inexpliquée de vos somnolences excessives.

Quand votre déjeuner vous fait roupiller

Il est 14 heures, vos paupières sont lourdes, vous piquez du nez, et vous ne parvenez pas à vous concentrer sur votre travail ? Pour le nutritionniste Raphaël Gruman*, le coupable est tout trouvé : le sucre.

MANGER LÉGER

Vous avez tous déjà subi le fameux coup de barre de l'après-midi qui se manifeste par des états de somnolence après le déjeuner. 25 % des Français se disent concernés par cet état de demi-sommeil. C'est que la digestion consomme 10 % de toute l'énergie qu'on dépense dans la journée. On mastique, on déglutit, on absorbe les nutriments avant de les transformer. Il est tout à fait normal d'être tenté par une petite sieste digestive après le repas. Mais si cette sensation devient trop pesante pour vous, si vous êtes sujet à des somnolences excessives après le déjeuner : un conseil, manger léger et surtout le moins sucré possible.

ÉVITER LE SUCRE AJOUTÉ

Si vous vous jetez à midi sur le dessert, l'alcool, les jus de fruits, les sucreries et tout ce qui contient du sucre raffiné en excès, s'ensuit une forte hausse de la glycémie dans votre sang. Cette overdose de sucre va solliciter un gros travail du pancréas pour sécréter l'insuline nécessaire au stockage de toutes ces calories dans vos

---

* Retrouvez tous les conseils nutritionnels de Raphaël Gruman dans son ouvrage *La ménopause sans les kilos : les nouvelles règles diététiques* aux éditions Leduc.

cellules. C'est épuisant pour votre corps. Sitôt le travail fait, votre organisme va alors connaître un choc hypoglycémique et un état de grande somnolence.

Si vous avez une réunion de travail importante en début d'après-midi, faites attention à ce que vous mettez dans votre assiette. Mangez léger sans abuser du sucre ajouté. Pour y arriver, évitez l'alimentation transformée*.

L'apnée du sommeil

L'apnée du sommeil morcelle peut-être vos nuits sans même que vous ne le sachiez, et c'est bien là le souci. Son diagnostic est très compliqué à poser, car les symptômes de l'apnée du sommeil sont inconscients. Seules des somnolences répétées en journée peuvent vous alerter sur ce mal qui vous ronge. Le docteur Thierry Castera, somnologue et spécialiste des pathologies du sommeil, a décidé de s'attaquer à ce fléau qui nous prive d'un bon repos réparateur. Il nous en a parlé sur le plateau de *Bel & Bien*.

UN MAL QUI S'IGNORE

Une personne sur dix souffre d'apnée du sommeil et la plupart d'entre elles l'ignorent. Ce trouble peut être dû à un mauvais positionnement de votre mâchoire, à une prise soudaine de poids, à une consommation excessive d'alcool, de sédatifs ou tout simplement au temps qui passe. L'apnée du sommeil s'aggrave avec l'âge,

---

* Un autre ouvrage de cette collection a été consacré au danger du sucre consommé en excès sur notre santé : *Le (bon) sucre, c'est la santé* aux éditions Leduc.

et plus particulièrement chez les femmes jusque-là protégées par leurs hormones féminines. L'arrivée de la ménopause explique son apparition à la cinquantaine passée.

LES MÉCANISMES À L'ORIGINE DE L'APNÉE

L'apnée du sommeil se caractérise par un arrêt de la respiration prolongé pendant votre sommeil. Tout se passe au niveau des voies aériennes supérieures. Le flux d'air entrant par le nez ne parvient plus à se frayer un chemin jusqu'au larynx. La respiration s'interrompt brutalement sans que le dormeur en ait conscience. On parle d'apnée du sommeil à partir de 10 secondes sans respirer. Ces interruptions répétitives de la respiration font que notre sang n'est plus oxygéné et le cerveau va nous réveiller plusieurs fois durant la nuit pour demander à notre corps de reprendre sa respiration. La répétition de ces micro-éveils va fragmenter notre sommeil et le rendre beaucoup moins récupérateur. Et comme on ne se réveille pas vraiment, on n'a aucun souvenir de ces apnées.

LES DANGERS DE L'APNÉE DU SOMMEIL SUR NOTRE SANTÉ

Chaque micro-réveil provoqué par une apnée doit être vu comme un mini-séisme qui interrompt la phase de récupération de votre sommeil et occasionne des somnolences diurnes. Mais ce n'est pas tout, chaque apnée va relancer l'influx nerveux. La fréquence cardiaque s'accélère, ce qui augmente les risques de maladies cardiovasculaires. Au lieu de récupérer, votre cœur se fatigue.

LA DIFFÉRENCE HOMMES-FEMMES

On pense que les femmes sont épargnées par les apnées du sommeil jusqu'à la ménopause. Pour autant, il ne faut pas sous-évaluer leur problème. Sur le plan purement technique, elles ont moins d'apnées du sommeil que les hommes. À la place, les femmes font ce qu'on appelle des hypopnées, des diminutions du débit d'air qui n'entraînent pas une interruption complète de la respiration, mais qui sont suffisantes pour mettre le cerveau en alerte et provoquer des phases de micro-réveil semblables à celles que connaissent les personnes souffrant d'apnée du sommeil. C'est donc très important de prendre en compte ces hypopnées qui sont trop souvent ignorées par le corps médical.

LE DIAGNOSTIC

Il est difficile de poser le diagnostic. Des somnolences répétées dans la journée peuvent vous alerter, surtout si vous avez fait vos 8 heures de sommeil. Le recours à une montre connectée qui mesure la qualité et la durée de vos cycles de sommeil peut également vous mettre sur la piste.

En cas de doutes persistants et pour savoir si vous souffrez vraiment d'apnée du sommeil, le plus efficace est de vous soumettre à un examen complet qu'on appelle la polysomnographie. Un test qui peut être réalisé à domicile et qui va mesurer la qualité de votre sommeil dans votre environnement de repos. L'appareil que vous portez pendant la nuit va recueillir tout un tas de données afin de mesurer vos activités cérébrale, cardiaque et musculaire quand vous dormez. Ce test va mettre en évidence un trouble de l'apnée du sommeil. Si vous faites entre 5 et 15 apnées du sommeil par heure, on parle de trouble léger. De 15 à 30 apnées par heure, on passe au trouble modéré. Au-delà de 30 apnées dans la même heure, le trouble devient sévère. Il vous faut alors prendre rendez-vous avec un ORL. Ce spécialiste saura déterminer l'endroit exact où l'air ne parvient plus à passer. En fonction de cette exploration, les solutions diffèrent. C'est du sur-mesure en fonction du degré de gravité de vos apnées. On peut être amené à prescrire la fameuse orthèse qui va agir en retenant la mâchoire qui s'affaisse durant la nuit et en ramenant la langue vers l'avant. Si vous souffrez d'une apnée plus sévère, on va privilégier une respiration nocturne spontanée en pression positive continue. Cette machine prend l'air ambiant et vous le restitue avec une certaine pression déterminée en fonction de vos besoins. Aux grands maux, les grands moyens.

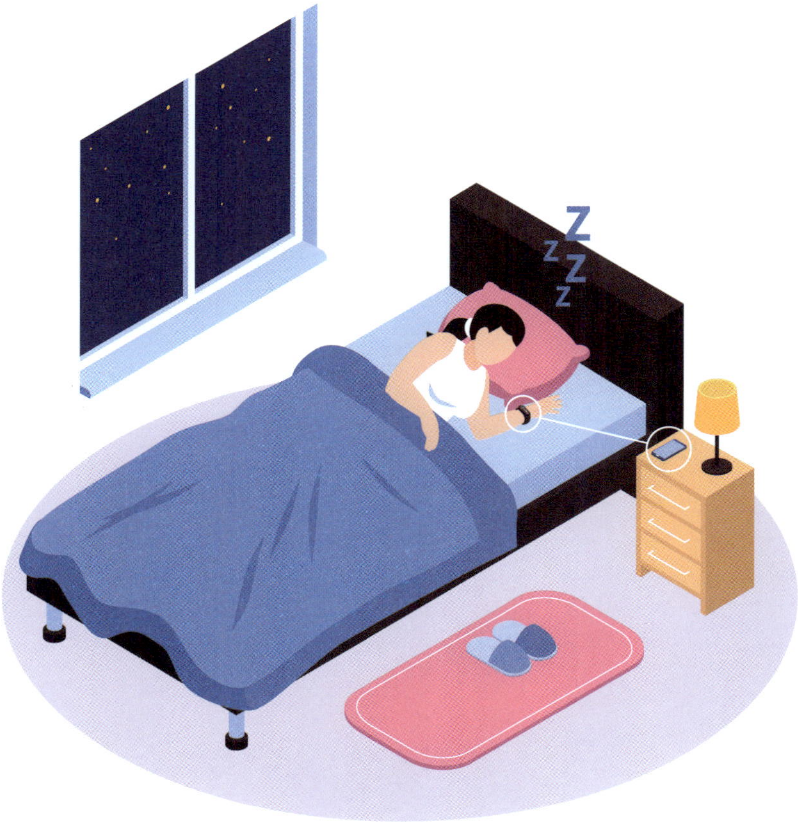

CHAPITRE

Les ronflements : faites-les taire !

Stop à ce tapage nocturne que vous subissez peut-être au quotidien : les ronflements de votre conjoint. Ces râles incessants, présents dans de nombreuses chambres à coucher, sont bien plus qu'une simple nuisance sonore. On sait qu'à partir de 30 décibels, l'environnement sonore peut perturber votre sommeil. Hélas, un ronflement léger dépasse déjà le seuil critique avec 40 décibels recensés, soit le bruit d'une conversation normale ou d'un lave-vaisselle qui tourne au pied de votre lit. Le ronflement moyen est, quant à lui, estimé à 60 décibels, l'équivalent d'une conversation bruyante. Pour le ronflement fort, comptez 70 décibels, ce qui correspond au brouhaha d'une cantine scolaire ou au passage d'un aspirateur dans votre chambre. Enfin, le ronflement très fort tourne entre 80 et 110 décibels. À ce niveau sonore, c'est comme si vous dormiez au bord d'une autoroute sur laquelle passe un convoi de poids lourds. Ce volume sonore est semblable à celui d'une tondeuse à gazon qui dormirait à vos côtés. Pas simple de trouver le sommeil...

Qu'on se le dise, les ronflements représentent un véritable fléau pour la qualité de nos nuits, tant pour celui qui ronfle que pour son pauvre partenaire qui en subit les conséquences. Un cercle vicieux qu'il convient d'enrayer pour redonner au sommeil sa juste place.

Le cercle vicieux du ronflement

Une fois de plus, le médecin urgentiste, Gérald Kierzek*, a volé à notre rescousse dans l'émission. Objectif : faire taire nos ronflements pour de bon.

UNE NUIT FRAGMENTÉE POUR LE RONFLEUR

Le ronflement n'est pas qu'un bruit, c'est le signe d'une respiration entravée et d'un sommeil perturbé. La personne qui ronfle voit ses cycles de sommeil fragmentés et ses nuits sont bien moins réparatrices. Pour le ronfleur, oubliez les phases de récupération du sommeil profond. Ses temps de repos sont tellement agités que cela provoque une fatigue persistante dès le réveil. Cette privation de sommeil profond et récupérateur peut avoir des répercussions sur la santé globale du dormeur en augmentant les risques de maladies cardiovasculaires et de troubles anxieux dépressifs.

POUR LE CONJOINT, UN SOMMEIL VOLÉ

La principale victime collatérale du ronfleur, c'est le conjoint qui subit les affres de cette cacophonie nocturne. Les réveils fréquents causés par les ronflements de son partenaire morcellent aussi son cycle naturel du sommeil. Si vous avez déjà été le témoin malheureux d'un chéri qui ronfle trop fort, vous avez sans doute ressenti une certaine irritation qui peut affecter votre relation amoureuse, faire chuter votre libido et vous amener à dormir sur le canapé pour un peu plus de tranquillité. Le conjoint frustré se réveille souvent agacé, fatigué, avec des problèmes de concentration, de mémorisation et des tensions émotionnelles exacerbées.

---

* Il intervenait dans l'émission « Comment bien dormir au naturel ».

À l'origine des ronflements

POURQUOI RONFLE-T-ON ?

D'un point de vue technique, le ronflement survient lorsque les muscles de l'arrière-gorge, du voile du palais, de la luette et de la langue se relâchent pendant le sommeil. Ces organes prennent alors davantage de place et obstruent les voies respiratoires. Lors de l'inspiration, l'air a plus de mal à passer et fait vibrer le pharynx, provoquant ce bruit qu'on déteste tant.

Hélas, nous ne sommes pas tous égaux en la matière. La génétique joue pour beaucoup. Une malformation anatomique, comme une déviation de la cloison nasale ou une langue trop volumineuse par rapport à votre bouche, et vous voilà sujet aux ronflements.

Mais la génétique n'explique pas tout. Une rhinite allergique, une rhinopharyngite ou une angine peuvent être à l'origine de ronflements épisodiques. Au même titre que la prise de certains médocs, tels que les somnifères, les tranquillisants ou les antihistaminiques à l'heure du coucher. Parmi leurs effets secondaires qu'on ne lit jamais sur la notice, on constate que ces médicaments diminuent le tonus des muscles du pharynx au cours de la nuit et favorisent la survenue de ronflements.

Pour le reste, c'est notre (mauvaise) hygiène de vie qui est responsable de ces chambres à coucher qui résonnent des ronrons de chacun.

On sait que la prise de poids est un facteur aggravant. Parmi les ronfleurs, seuls 30 % se situent dans la norme pondérale. En fait, lorsqu'on grossit, les tissus mous, comme ceux de la langue, du cou ou du menton, s'infiltrent de graisse, ce qui comprime les voies aériennes supérieures et favorise les ronflements. Une perte de 4 kilos suffit parfois à les faire disparaître.

Sans surprise, l'alcool fait ronfler. Vous l'avez sans doute constaté quand votre chéri rentre avec un coup dans le nez. Non seulement il vous réveille en tombant dans le lit comme un éléphant, mais, en plus, il s'endort aussi sec et se met à vrombir. Mais alors pourquoi ronfle-t-on quand on a bu des canons ? En fait, l'alcool agit comme un dépresseur du système nerveux central. Pour vulgariser ce concept, on peut dire qu'il entraîne une relaxation des muscles du corps, y compris ceux des voies respiratoires supérieures. Lorsque les muscles de la gorge et du palais mou se relâchent à l'excès au bout de plusieurs verres, ils vibrent plus facilement et c'est le concerto dans la chambre à coucher. Vous me voyez venir : l'alcool, c'est avec... modération.

Le tabac, c'est tabou, il faut en venir à bout, car il cause lui aussi son lot de ronflements en provoquant une inflammation chronique des voies aériennes supérieures, ce qui gêne le passage de l'air et fait de vous un ronfleur chronique. Fumer tue votre sommeil.

LA DIFFÉRENCE HOMMES-FEMMES

D'expérience, vous pensez certainement que les hommes ronflent bien plus que les femmes. C'est vrai. Les trois quarts des hommes sont des ronfleurs, contre seulement 25 % des femmes. La faute à la pomme d'Adam. Cette spécificité anatomique masculine fait que les voies respiratoires des hommes sont plus étroites que celles des femmes. Le passage de l'air dans le pharynx est plus difficile et les ronflements apparaissent chez les hommes.

Encore une fois, la ménopause vient tout chambouler et remettre les femmes à égalité sur le sujet. La chute des œstrogènes affecte la tonicité des muscles des voies respiratoires et les ronflements féminins peuvent commencer après 50 ans.

D'une façon générale, précisons que l'âge fait de nous des ronfleurs, quel que soit le sexe. Selon les redoutables lois de la gravité, en vieillissant, nos muscles de la gorge et des voies respiratoires perdent en tonicité, ils vibrent plus qu'avant et nous ronflons.

À PARTIR DE QUAND FAUT-IL S'INQUIÉTER ?

Les ronflements, quand ils deviennent forts et chroniques, ne doivent pas être pris à la légère. Ils peuvent cacher une réelle pathologie comme des apnées du sommeil (voir page 142). D'ailleurs, les personnes qui ronflent fréquemment ont un risque accru de développer ce trouble. Si votre conjoint vous informe d'un ronflement irrégulier avec des pauses et des reprises bruyantes, il faut consulter et éventuellement passer une polygraphie ventilatoire à domicile afin de mesurer votre souffle pendant la nuit dans le but de poser le bon diagnostic.

Petit message à l'attention des femmes enceintes qui n'ont jamais ronflé avant leur grossesse. L'apparition des ronflements peut signaler un risque d'hypertension. Si vous êtes concernée, parlez-en à votre médecin. Au-delà de ce cas précis, si une personne souffre de pression sanguine élevée, il est essentiel de considérer le ronflement comme un possible symptôme d'hypertension artérielle.

Comment en finir avec la ronchopathie

La ronchopathie, c'est le terme scientifique pour désigner les ronflements. Précision faite, comment en venir à bout ?

Déjà en respectant ses réels besoins de repos. Un manque de sommeil peut conduire à un relâchement excessif des muscles de la gorge. D'ailleurs, il existe des exercices spécifiques pour les renforcer, comme chanter ou prononcer certains sons de manière répétée, pour une meilleure tonification de l'ensemble du pharynx.

Autre règle primordiale pour mettre le ronfleur en sourdine. La position dans laquelle vous vous couchez. Évitez de dormir sur le dos. Cela provoque l'affaissement de la langue contre la gorge et favorise ainsi les ronflements. Endormez-vous plutôt sur le côté, la tête relevée par un oreiller supplémentaire afin de maintenir les voies respiratoires ouvertes.

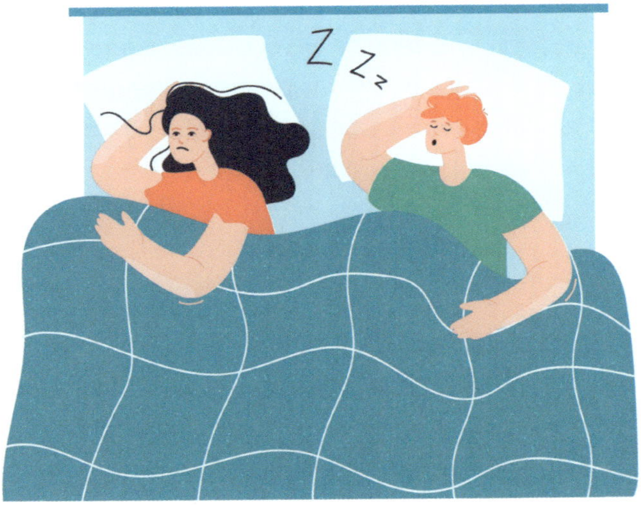

LES DISPOSITIFS ANTIRONFLEMENTS

Commençons par une séance de phytothérapie. On sait que certaines plantes, comme la menthe poivrée et l'eucalyptus, favorisent l'ouverture des voies respiratoires. Les huiles essentielles de ces plantes peuvent être utilisées dans un diffuseur, appliquées localement avec une huile de support ou consommées sous forme d'infusion.

À côté de ces remèdes naturels, de nombreux gadgets ont vu le jour. Bandelettes, spray ou écarteur nasal. Oreiller ou ceinture antironflements. Aucun d'entre eux n'a montré sa réelle efficacité.

Le dispositif le plus efficace reste l'orthèse d'avancée mandibulaire. Deux gouttières semblables à des protège-dents. Une pour la mâchoire du haut, l'autre pour celle du bas. Cette orthèse va permettre d'avancer la mandibule et la langue du patient pendant la nuit entrainant ainsi un écoulement de l'air plus fluide, notamment au moment de l'inspiration. Elle est fabriquée sur mesure par votre dentiste ou votre médecin ORL.

Si malgré tout, vous continuez à ronfler, en dernier recours, on peut opter pour l'acte chirurgical afin d'agrandir votre pharynx. Une opération qui consiste à raccourcir le voile du palais pour favoriser le passage de l'air. Une technique réservée aux cas extrêmes et à tous ceux qui ont mis en place un protocole antironflements en vain.

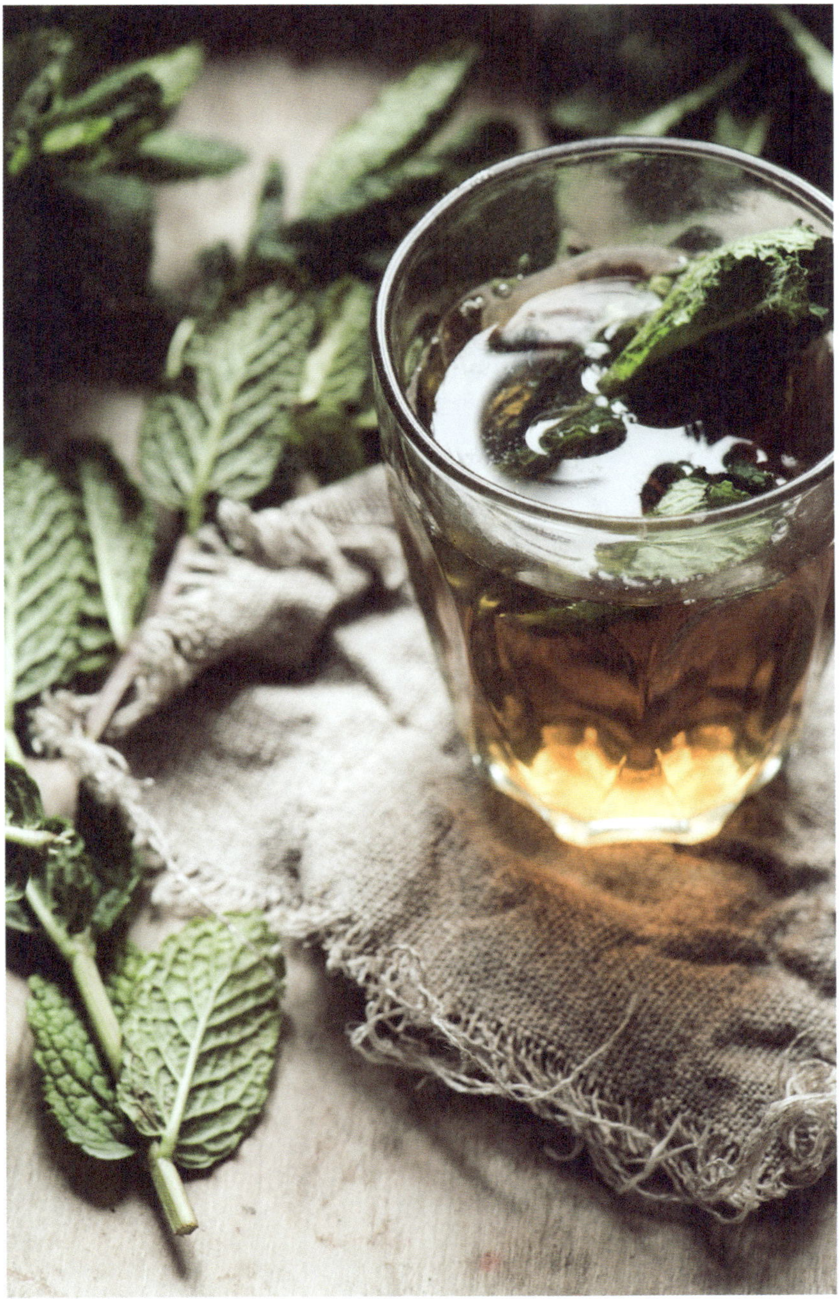

4

LES MYSTÈRES DU SOMMEIL

Les mille et un secrets de nos nuits

Les secrets du sommeil sont insondables. Ils suscitent autant de curiosité que de mystères. Nous allons maintenant plonger au cœur de ces phénomènes fascinants qui animent nos nuits. De l'instant Eurêka qui nous rend géniaux quand nous siestons (chapitre 14), aux portes de l'inconscient qui s'ouvrent lorsque nous rêvons (chapitre 15), en passant par l'énigme du bâillement communicatif (chapitre 16), vous verrez que notre cerveau est capable de grandes prouesses lorsque nous dormons.

CHAPITRE

Quand le sommeil nous rend géniaux

Les lumières artificielles font partie de notre vie. Impossible de vivre sans. Cela nous ramènerait à l'âge de pierre. Hélas, cet éclairage, qui ressemble à s'y méprendre à la lumière du jour, crée un jet-lag au moment du coucher. Heureusement, nous allons vous éclairer sur le chemin du sommeil.

L'intelligence du sommeil

Le sommeil est au cœur de nos processus cognitifs les plus sophistiqués. Comme un logiciel, il permet d'analyser les informations de la journée pour enrichir notre base de données. Ce n'est pas moi qui le dis, mais Sylvie Chokron*, neuropsychologue et directrice de recherche au CNRS, sur le plateau de *Bel & Bien.*

DORMIR, C'EST MÉMORISER

Le sommeil permet de faire le tri entre les informations utiles et celles qu'on met à la poubelle. Pendant la phase de sommeil profond, notre cerveau réorganise tous les acquis de la journée. Les connexions synaptiques pertinentes sont renforcées, tandis que les informations non essentielles sont éliminées. Une mémoire d'éléphant passe par un repos de qualité. Une récente étude démontre que les individus qui dorment après une session d'apprentissage présentent une amélioration significative de leur capacité à se souvenir, en comparaison à ceux qui se privent de sommeil. Les chercheurs expliquent ce phénomène par l'activité des ondes lentes générées en phase de sommeil profond, qui rediffusent des souvenirs récents, renforçant leur stockage dans l'hippocampe et le cortex cérébral.

DORMIR, C'EST PENSER

Pendant que nous dormons dans un sommeil lent et profond, notre cerveau profite de cette pause pour « faire le ménage » grâce au système glymphatique. Ce système élimine les déchets métaboliques, comme les protéines bêta-amyloïdes, qui peuvent

* Elle intervenait dans l'émission « Stop à la fatigue, retrouvons la forme ! ».

s'accumuler dans le cerveau et nuire à son bon fonctionnement. Un cerveau débarrassé de ces toxines fonctionne plus efficacement, ce qui améliore la concentration, la prise de décision et la capacité à résoudre des problèmes.

La preuve par deux :

- Une recherche menée par le MIT en 2021 a montré que les participants ayant une bonne qualité de sommeil profond réussissent des tests de logique 25 % plus vite que les autres.
- Une étude publiée en 2023 par l'université d'Harvard a démontré que les personnes dont les horaires de sommeil respectent le rythme circadien du jour et de la nuit voient leurs capacités d'apprentissage et de concentration s'améliorer de 30 % par rapport à celles qui dorment à des horaires irréguliers.

DORMIR, C'EST APPRENDRE

Vous connaissez tous cette légende urbaine qui voudrait que les étudiants en première année de médecine s'endorment avec un magnétophone diffusant leurs cours en boucle ? Il paraîtrait qu'au réveil, ils connaîtraient leurs leçons par cœur. C'est ce mystère qu'a voulu sonder la communauté scientifique.

Alors, peut-on apprendre activement en dormant ? C'est un petit oui. Une étude menée par l'institut Max-Planck en 2020 a prouvé qu'il est possible d'associer consciemment des informations simples concernant les sons et les odeurs au cours de la phase d'endormissement. Bien que ces apprentissages restent rudimentaires et ne concernent pas encore des connaissances complexes comme le manuel d'anatomie, ces résultats ouvrent la voie à de nouvelles recherches sur le potentiel éducatif du sommeil.

L'instant Eurêka !

L'artiste Salvador Dalí et l'inventeur Thomas Edison l'avaient bien compris. Quand ils séchaient sur un problème, ils s'endormaient sur leur chaise, une boule de métal à la main et ils attendaient que leurs muscles se relâchent sous l'effet de l'endormissement, faisant ainsi chuter la boule dont le bruit les tirait de leur sommeil. Et c'est dans cette phase de réveil qu'ils trouvaient alors la réponse ou l'idée qu'ils n'avaient pas. On a appelé ça « l'instant Eurêka ». Un des nombreux mystères qui entourent le sommeil et qu'il est temps de percer.

Célia Lacaux, doctorante et directrice de recherche à l'Institut du cerveau, au cœur de l'hôpital de la Pitié-Salpêtrière à Paris, nous a présenté sur le plateau les résultats de ses expériences passionnantes sur l'instant Eurêka ou comment le sommeil peut nous rendre géniaux.

La sieste, un booster de créativité

Les grandes idées viennent en dormant. C'est ce que Célia Lacaux a tenté de comprendre. Avec ses équipes, ils ont donc exploré cette phase très particulière de l'endormissement entre le sommeil et l'éveil, afin de déterminer si celle-ci avait un effet sur la créativité. Pour cela, des suites de chiffres ont été présentées à une centaine de participants. Des suites arithmétiques faciles à résoudre, mais fastidieuses. Ce qui n'a pas été dit aux participants, c'est qu'il existe une règle cachée qui permet de brûler la majorité des étapes et de trouver presque instantanément la solution. Dans un premier temps, la majeure partie des sujets sont passés à côté de cette règle secrète. Puis, ils ont été invités à se reposer confortablement dans un fauteuil, une bouteille dans la main et des électrodes sur la tête afin de mesurer leur activité cérébrale. Au bout de 20 minutes en moyenne, un ralentissement de l'activité cérébrale, signe de l'endormissement, est constaté et les participants lâchent la bouteille, qui tombe sur le sol. C'est le signal pour les chercheurs qui réveillent les participants avant qu'ils ne s'endorment profondément. Réveillés, ils sont soumis dans la foulée au même type de suites arithmétiques que celles réalisées au début de l'expérience. Eurêka, 83 % d'entre eux trouvent la règle cachée. Ils n'étaient que 30 % à l'avoir démasquée en début d'expérience. C'est presque le triple en matière de proportion. Les résultats de ces tests sont formels. Il existe bel et bien une phase propice à la créativité au moment de l'endormissement, et ce, quels que soient votre niveau d'étude, votre personnalité ou votre QI. Thomas Edison et Salvador Dalí avaient tout compris.

« Quand je rentre la nuit et que ma maison dort,

J'écoute mes sommeils, et là, je me sens fort. »

Robert Lamoureux

CHAPITRE

Les rêves, aux portes de l'inconscient

Nous passons 5 années de notre vie à rêver, soit 1 heure et 40 minutes par nuit. La durée d'un beau film d'amour... ou d'horreur. Ça dépend, car on ne choisit pas vraiment le thème de nos songes, qui sont pour la plupart des histoires à dormir debout. Tentons d'en percer le sens et les mystères. On vous emmène au pays des rêves.

Allez au bout de vos rêves !

Le psychiatre et psychothérapeute Christophe André* a été amené à se prononcer sur le bien-fondé et l'utilité de nos songes, fussent-ils totalement absurdes. Il est formel : il faut aller au bout de nos rêves.

Si vous aussi vous trouvez vos rêves bizarres, voire incompréhensibles, rassurez-vous, vous n'êtes pas fou. Quand nous rêvons, la réalité est déformée. Pour Sigmund Freud, le rêve serait l'accomplissement inconscient de nos désirs les plus enfouis ainsi que le miroir déformé de toutes nos émotions. Voilà pourquoi les objets, les décors, les personnes de notre quotidien apparaissent sous un jour totalement différent en fonction de notre état d'esprit du moment.

Plus récemment, on s'est aperçu que le contenu de nos rêves vient principalement de ce que nous avons vécu dans la journée passée, mais aussi dans les mois précédents ou encore plus loin dans notre enfance. Rien de ce que nous avons expérimenté dans la semaine qui précède n'y figure. Ce qui en fait un mélange improbable qui rend la substance de nos songes incohérente avec ce désordre étonnant.

À QUOI ÇA SERT DE RÊVER ?

Le rêve est le garant de notre équilibre psychique. Rêver permettrait d'atténuer l'impact d'un événement négatif de notre vie, de mettre nos peurs à distance et même de résoudre des conflits. Sur ce dernier point, imaginez si Martin Luther King n'avait pas rêvé.

En plus de cette essentielle digestion émotionnelle, on considère que le rêve est indispensable à la mémorisation. Au fond, le rêve, c'est le résultat d'un travail de rangement de nos apprentissages, de nos souvenirs et de tout ce que nous avons vécu dans la journée. Le rêve, c'est la répétition générale des dangers auxquels on peut

* Il s'agissait de l'émission « En finir avec la fatigue, ré-apprenez à dormir. »

être confronté afin de mieux les appréhender. Cela explique pourquoi il y a deux fois plus de rêves avec des tonalités émotionnelles négatives que positives. Il ne s'agit pas forcément de cauchemars qui nous réveillent, mais de ces rêves un peu angoissants où l'on est préoccupé, où l'on est poursuivi, où l'on a un travail à faire qu'on n'arrive jamais à finir. Quand on rêve, c'est un peu comme si le cerveau se préparait à affronter l'adversité du lendemain.

Il y a tout un tas de fonctions psychologiques qui sont aujourd'hui identifiées comme étant les symptômes de nos rêves. Preuve que, lorsqu'on dort, le cerveau est en plein boulot.

Le sens caché de nos rêves

Le psychanalyste, spécialiste du langage des rêves, Tristan-Frédéric Moir*, est venu sur le plateau de *Bel & Bien* interpréter le sens caché de nos songes.

CE DONT RÊVENT LES HOMMES ET LES FEMMES

D'après des études récentes réalisées sur 10 000 sujets, on ne rêve pas de la même façon d'un genre à l'autre. Les hommes rêvent davantage de catastrophes naturelles, de courses poursuites ou d'insectes monstrueux. Les femmes, elles, cauchemardent plutôt sur les conflits personnels, comme une dispute avec leur conjoint. Elles ressentent plus fréquemment le sentiment d'impuissance et de frustration, car, émotionnellement, les dimensions sociales sont plus importantes que chez les hommes. Exemple avec les rêves érotiques. Chez les femmes, ces rêves concernent surtout des personnes qu'elles connaissent personnellement. Les hommes, de leur

---

* Pour décrypter le sens caché de vos songes, plongez-vous dans *Le nouveau dictionnaire des rêves* de Tristan-Frédéric Moir aux éditions L'Archipel.

côté, ont plutôt tendance à fantasmer sur des partenaires sexuels qu'ils n'ont jamais vus. Pour résumer, dans les rêves des femmes, il y aura toujours de la convivialité et une personne connue. Les hommes, eux, naviguent dans un monde onirique et solitaire.

Le rêve de perdre ses dents

Le rêve de perdre ses dents est un rêve d'angoisse et de fatigue. Notre cerveau nous dit que nous sommes en surmenage. On a besoin d'évacuer le stress et de se reposer. C'est un mécanisme inconscient qui nous met en garde comme pour nous dire : « Si tu ne te ménages pas, voilà ce qu'il va se produire. Prends garde à toi. »

Le rêve d'être enceinte

C'est un rêve plutôt très positif. Ça veut dire que nous portons quelque chose en nous : un projet professionnel ou personnel. Cela signifie que nous sommes en train de mûrir une idée qui va voir le jour. Et si malheureusement ce projet échoue, le contraire peut se produire avec des rêves d'avortement.

Le rêve de mort

D'une façon générale, les personnages de nos rêves sont des parties de nous. Ce sont des projections personnelles. Si vous rêvez qu'un proche meurt, c'est parce qu'une part de vous est en train de disparaître. Un aspect de votre vie qui concerne souvent un point commun que vous partagez avec ce proche. Le rêve fonctionne énormément par analogie. La plupart du temps, les rêves de décès sont plutôt des rêves positifs. Ce sont des rêves de transformation. Vous vous renouvelez inconsciemment. Ce ne sont pas de grandes morts mais de petites morts, des phénomènes de deuil que nous avons besoin de vivre pour avancer. On va les percevoir de façon dramatique ou se sentir coupable de les avoir faits, mais, derrière ces rêves-là, se cache la peur d'une autoréalisation. Si cela vous arrive, dites-vous que vous êtes en train d'évoluer et que vous passez à une autre étape de votre vie, et ce, pour le meilleur.

Le rêve lucide : prendre le contrôle de ses rêves pour mieux vivre !

Quand on aime quelqu'un, on ne compte pas ses passages dans *Bel & Bien*. Nous retrouvons notre psychiatre, Christophe André*, qui est formel : on peut reprendre le contrôle de ses rêves. Il nous a révélé comment « le rêve lucide » peut rendre à la fois nos nuits et nos journées meilleures...

LES POUVOIRS MÉCONNUS DU RÊVE LUCIDE !

Vous l'avez sans doute constaté, certaines personnes se souviennent plus facilement de leurs rêves que d'autres. Certains sont capables même d'en prendre le contrôle : ils maîtrisent le scénario de leurs songes. On appelle ça le rêve lucide. C'est un rêve dans lequel la personne est consciente qu'elle est en train de rêver et peut soit exercer un certain contrôle sur ce rêve, soit observer passivement son déroulement tout en restant consciente qu'il ne s'agit pas de la réalité. Cela donne au rêveur l'opportunité d'influencer sa vie onirique. Et les avantages sont énormes.

Les scientifiques se sont aperçus que le rêve lucide combat les insomnies et les cauchemars. Si une personne est victime de terreurs nocturnes à répétition et qu'elle apprend à faire des rêves lucides, elle est en capacité de s'apercevoir qu'elle rêve, que ce qu'elle est en train de vivre n'est pas réel, et ainsi modifier l'issue du rêve.

Mais ce n'est pas tout, les rêves lucides peuvent contribuer au bien-être des individus en les aidant à apprendre sur eux-mêmes des

---

* C'était pour l'émission « En finir avec la fatigue, ré-apprenez à dormir. »

choses qu'ils n'auraient pas connues autrement. En prenant la main sur le contenu de leurs rêves, ils ont la possibilité d'acquérir de nouvelles compétences, perfectionner certains gestes ou schémas de pensée, voire trouver des solutions à leurs problèmes. Et tout ça en dormant. La recherche a prouvé que la pratique de compétences motrices dans les rêves lucides est une forme de répétition mentale qui améliore les performances cognitives.

Enfin, les rêves lucides se révèlent être particulièrement thérapeutiques, notamment pour surmonter un deuil en permettant aux personnes concernées de communiquer de façon consciente avec leur proche décédé pour mieux surmonter le chagrin.

APPRENDRE À FAIRE DES RÊVES LUCIDES

Le rêve lucide est donc un formidable outil de bien-être qu'on aimerait tous maîtriser. Rassurez-vous, si vous ne faites pas partie de la minorité de gens capables d'en faire, vous pouvez apprendre à les provoquer grâce à plusieurs techniques. Il faut les essayer pour trouver celle qui vous fera prendre conscience que vous rêvez. Initions-nous aux deux principaux exercices pour reprendre la main sur nos songes.

Premier exercice : la technique du test de la réalité qui consiste à s'arrêter plusieurs fois par jour au beau milieu d'une activité, afin de se demander si ce qu'on est en train de faire est réel ou onirique. L'idée est que ces tests de réalité finissent par être incorporés dans le rêve d'une personne et lui permettent de distinguer la réalité du rêve. Pour la même situation, identifiez ce qui relève de l'éveil et du sommeil. À terme, cela a pour effet d'induire un état de lucidité dans nos rêves et d'en reprendre le contrôle.

Second exercice : la technique du « je me réveille et je retourne me coucher ». Pour induire un rêve lucide, vous mettez un réveil qui doit se déclencher après 6 heures de sommeil environ, au moment de la nuit où les phases du sommeil paradoxal sont les plus longues, car c'est dans cette phase que nous rêvons. À peine réveillé, vous notez alors tout ce dont vous vous souvenez de vos rêves. Puis vous retournez au lit après avoir identifié l'objet de votre prochain songe, tout en vous répétant mentalement votre intention de vous le rappeler. La phrase la plus utilisée pour y parvenir est : « La prochaine fois que je serai en train de rêver, je serai conscient que je suis dans un rêve. » Ainsi, vous pourrez décider du thème de vos rêves et en écrire le scénario au fur et à mesure.

À vous de jouer !

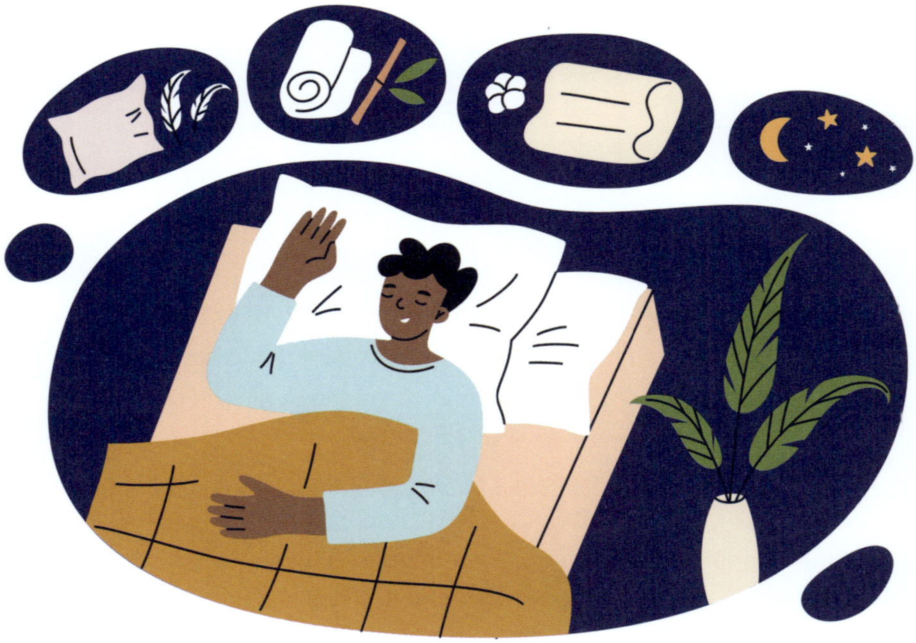

L'énigme du sommeil paradoxal

Comme vous le savez, nous rêvons lorsque nous sommes en phase de sommeil paradoxal. Mais au fait, pourquoi paradoxal ? Le paradoxe est le suivant. À cette étape qui arrive à la fin de chaque cycle de sommeil, notre cerveau est dans un état proche de l'éveil, alors que notre corps, lui, est totalement inerte. Comment se fait-il que nous ne bougions pas alors que notre cerveau est en action ? Celui qui s'est intéressé de près à la question, c'est le neurobiologiste français Michel Jouvet. Nous sommes en 1959 et, pour comprendre quelle est la zone du cerveau qui nous maintient inertes quand nous rêvons, Michel Jouvet va réaliser des tests plus que contestables du point de vue du bien-être animal sur des chats. Des tests qui vont s'avérer concluants. En étudiant l'encéphale de ces pauvres bêtes, il découvre la région du cerveau qui permet de freiner nos mouvements musculaires quand nous dormons. Son nom : le tronc cérébral. Et pour prouver la véracité de ses travaux, le scientifique a opéré des lésions sur ce fameux tronc cérébral pour rendre ce frein musculaire inactif. Il a alors constaté que les chats, bien qu'endormis, vivaient leur rêve en mouvement. Il a appelé ça des comportements oniriques. Grâce à ses recherches, Michel Jouvet a ouvert une porte sur le rêve et en a même prouvé l'existence.

LES TROUBLES DU COMPORTEMENT EN SOMMEIL PARADOXAL

La science s'intéresse actuellement à un mystère de nos rêves : les troubles du comportement en sommeil paradoxal. Tous ces patients dont le tronc cérébral est inactif et qui mettent leurs rêves en actes. Ils dorment, et, pourtant, ils chantent ou réalisent tous types d'actions du quotidien. En travaillant sur ce trouble, la professeure Isabelle Arnulf, neurologue et directrice de l'unité des pathologies du sommeil de l'hôpital de la Pitié-Salpêtrière à Paris, a fait une découverte pleine d'espoir...

LA MYSTÉRIEUSE RELATION ENTRE LA MALADIE DE PARKINSON ET LES TROUBLES DU COMPORTEMENT EN SOMMEIL PARADOXAL

Quand nous rêvons, nous avons des tas de scénarios qui nous passent par la tête, mais aucun d'entre eux n'entre en action grâce à un verrou qui est situé dans le bas de notre cerveau. Ce verrou empêche toutes les impulsions motrices qui viennent du cerveau de passer dans les bras, les jambes et la parole. Notre cerveau est en éveil et notre corps immobile. En cas de troubles du comportement en sommeil paradoxal, ce frein, qu'on appelle tronc cérébral, est touché. Il a perdu une partie de ses cellules et laisse passer certains gestes liés aux rêves et aux cauchemars que nous faisons. Certains vont fumer une cigarette imaginaire dans leur sommeil, d'autres vont s'emparer d'un polochon qu'ils prennent pour une épée. Tous ces gens vivent alors leurs rêves en mouvement.

En suivant ces personnes victimes de troubles du comportement en sommeil paradoxal, on s'est aperçu que beaucoup d'entre elles développaient une maladie de Parkinson. Ce dysfonctionnement peut donc être annonciateur de la survenue de cette maladie-là puisque la moitié voit apparaître les premiers symptômes 7 ans à peine après le diagnostic. Cette découverte est à la fois inquiétante et pleine d'espoir. Comme vous le savez, les personnes atteintes de la maladie de Parkinson ont du mal à parler ou à marcher. Elles tremblent et chaque mouvement est difficile à effectuer. Or, quand ces malades mettent leurs rêves en mouvement, miracle, le tremblement disparaît. La parole devient fluide. Les mouvements sont très rapides. Un contraste incroyable avec l'éveil, comme si la maladie de Parkinson avait transitoirement guéri pendant la nuit, quand elles connaissent des troubles du comportement en sommeil paradoxal. En tout état de cause, lorsque ces patients vivent leurs rêves alors qu'ils n'ont pris aucun médicament, cela suggère qu'il y a un circuit dans la tête qui est resté intact. Un circuit sain qui rétablit le mouvement normal pendant cette phase de sommeil. Évidemment, on aimerait bien le remettre en route aussi dans la journée. Des travaux sur cette piste sont en cours et qui sait ? Nous sommes peut-être sur la voie d'une guérison de la maladie de Parkinson.

CHAPITRE

Le bâillement
et ses secrets

Imaginez quelqu'un en train de bâiller. Je suis sûr que le bâillement vous guette, car bâiller est redoutablement contagieux. Pourquoi le simple fait d'y penser peut en provoquer un ? Un nouveau mystère du sommeil qu'il est temps d'élucider.

La sophrologue et conférencière, spécialiste du sommeil, Clémence Peix Lavallée, a suscité toute la curiosité du plateau de *Bel & Bien* quand elle nous a expliqué l'utilité de ce réflexe archaïque qu'est le bâillement.

Bâiller : à quoi ça sert ?

Le bâillement survient quand nous avons un coup de mou parce que notre cerveau est en surchauffe. Cela permet de relancer la circulation sanguine et d'oxygéner notre cerveau pour le refroidir et retrouver un état d'attention et de vigilance accru. Ceci explique pourquoi ce mécanisme n'existe que chez les mammifères à sang chaud. Pour la petite anecdote, plus le cerveau d'une espèce est gros, plus le bâillement sera long. Nous détenons à ce titre le plus long bâillement du règne animal avec une durée moyenne de 6,4 secondes. Même si ça nous donne l'air un peu bête, bâiller est une preuve de notre intelligence supérieure par rapport aux autres espèces.

L'utilité du bâillement communicatif

C'est l'un des plus gros mystères de la science. Plusieurs théories explorent les raisons du bâillement contagieux.

LE RÔLE DES NEURONES MIROIRS

Première piste : les neurones miroirs seraient à l'origine de cette contagion. Grâce à eux, nous reproduisons les actions et les expressions de nos semblables. Un bébé sourit en voyant sa mère lui sourire. Nous imitons naturellement les comportements observés chez nos congénères et le bâillement n'échappe pas à la règle. Conséquence : plus vous êtes empathique, plus les neurones miroirs seront actifs et plus vous serez susceptibles de bâiller en retour. Si vous êtes entouré de vos proches, pour lesquels vous avez par principe plus d'empathie, il vous sera quasi impossible d'y résister.

LA SYNCHRONISATION DU SOMMEIL

Seconde piste : le bâillement est une façon pour les groupes sociaux de synchroniser leur état de vigilance. Imaginez un groupe d'hommes préhistoriques veillant toute la nuit sur des prédateurs et des ennemis. Si l'un d'entre eux commence à s'assoupir, il est probable que les autres s'endorment également. Lorsque la première personne bâille pour se maintenir éveillée, cela incite toutes les autres à en faire de même. La circulation sanguine est relancée dans le cerveau des membres du groupe, ce qui accroît leur vigilance. Ce réflexe a maintenu nos ancêtres éveillés au nom de la survie de notre espèce. Cela vaut toujours aujourd'hui. Quand vous êtes au volant et que vos paupières sont lourdes, un simple bâillement relance votre vigilance et vous indique qu'il est temps de vous arrêter pour vous reposer.

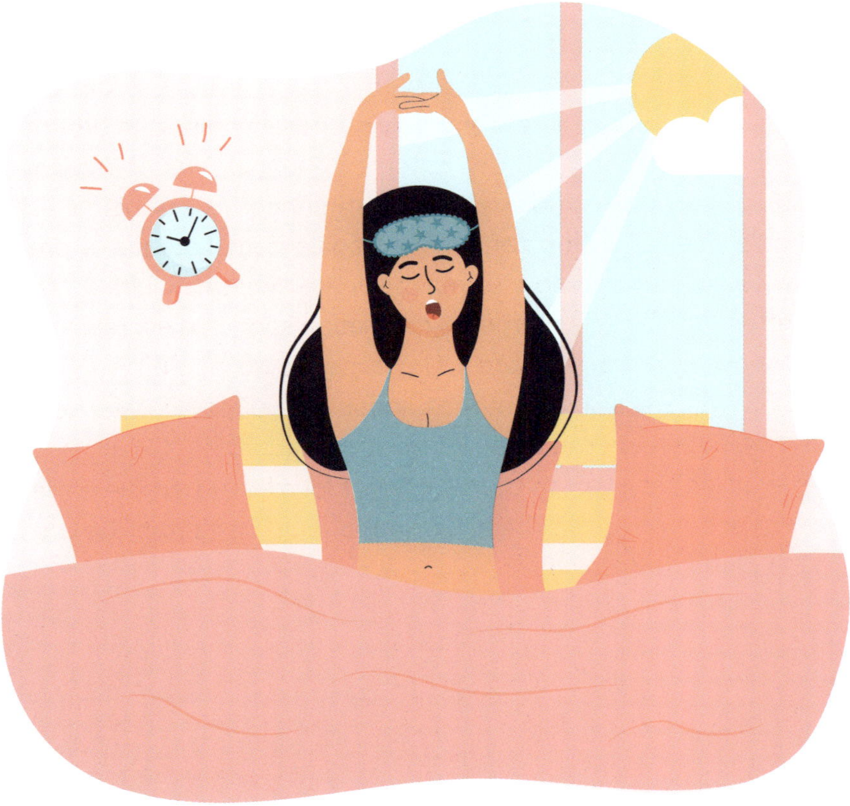

CONCLUSION

Vive la (bonne) fatigue !

Au fil des pages de ce livre, nous vous avons donné les clés d'un bon sommeil réparateur avec des routines vertueuses à respecter, des ennemis à bannir et des mystères à percer pour mieux dormir. En les appliquant, sans doute arriverez-vous à vous sentir mieux dans votre tête et dans votre corps.

La mission que nous nous sommes donnée est de renouer avec la bonne fatigue de nos grands-parents, qui se mettaient au lit épuisés d'avoir bougé dans la journée, sans ruminer au moment du coucher, loin de l'excitation des écrans, du stress de l'endormissement et des angoisses contemporaines propres à nos vies modernes.

Gardez à l'esprit que la fatigue lorsqu'elle est saine est un mal nécessaire, un signal qu'il faut savoir écouter et qui nous indique que notre corps et notre cerveau ont atteint leur limite.

Pour vous déculpabiliser une bonne fois pour toutes d'être (sainement) fatigué, concluons ce livre avec cet extrait du poème du chansonnier Robert Lamoureux, intitulé *Éloge de la fatigue*.

La fatigue, Monsieur,
c'est un prix toujours juste,

C'est le prix d'une journée
d'efforts et de lutte.

C'est le prix d'un labeur,
d'un mur ou d'un exploit,

Non, pas le prix qu'on paie,
mais celui qu'on reçoit.

Robert Lamoureux

Dans la même collection :

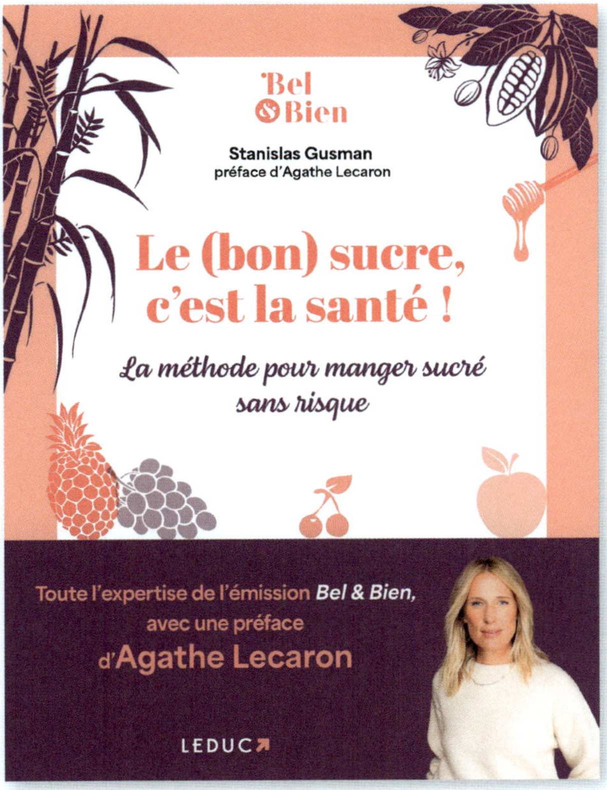

192 pages
19,90 €

Cet ouvrage est composé de matériaux issus
de forêts bien gérées certifiées FSC®,
de matériaux recyclés et de matériaux issus
d'autres sources contrôlées.

Le Forest Stewardship Council®
est une organisation internationale non
gouvernementale qui encourage une gestion
écologiquement adaptée, socialement bénéfique
et économiquement viable des forêts de la planète.
Pour en savoir plus,
consultez le site www.fsc.org

FSC
www.fsc.org
MIXTE
Papier | Pour une gestion
forestière responsable
FSC® C007507

Achevé d'imprimer en février 2025
par Graphycems
Dépôt légal : mars 2025

Imprimé en Espagne